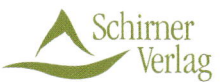

Thorsten Weiss

# Moringa

## Speise der Götter

Der neu entdeckte Wunderbaum

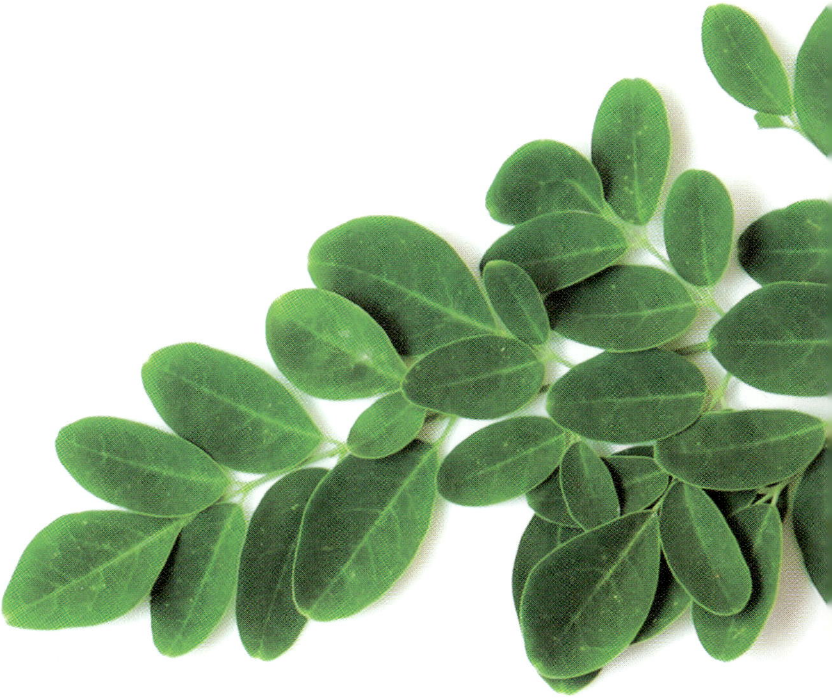

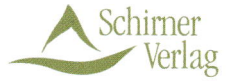
Schirner
Verlag

ISBN 978-3-8434-1148-6

Thorsten Weiss:
Moringa – Speise der Götter
Der neu entdeckte Wunderbaum
© 2014 Schirner Verlag, Darmstadt

Umschlag: Murat Karaçay, Schirner,
unter Verwendung von # 79660306
(Karel Gallas) und # 151417481 (marekuliasz),
www.shutterstock.com
Satz: Tamara Walter, Schirner
Lektorat: Dirk Grosser
Redaktion: Bastian Rittinghaus, Schirner
Printed by: ren medien, Filderstadt, Germany

www.schirner.com

1. Auflage Dezember 2014

# Inhalt

Ich bin mir der Einzigartigkeit meines Seins bewusst. Mein Körper, meine Seele und mein Geist sind das, was mich ausmacht — sie sind allesamt gleich wertvoll. Die Liebe in meinem Herzen zu mir selbst ist so groß, dass ich meinem Körper das Beste geben möchte, was mir ermöglicht, ein Leben in Glückseligkeit und Kraft zu leben. Alle meine Zellen sollen frei sein vom Einfluss der industriell hergestellten konventionellen Lebensmittel. Meine Gesundheit ist mir wertvoll, und ich möchte alles dafür tun, dass sich mein Wohlbefinden immer mehr steigert. Auch wenn es manchmal eine Herausforderung ist, dieses Nahrungsbewusstsein zu leben, so entscheide ich mich dafür, gut für mich zu sorgen und in meinen Körper zu investieren. Ich bin stolz auf mich, und ich weiß tief in mir, dass es sich lohnen wird. Das ist mein Ziel, das ist mein Weg, das ist meine Wahl.

Lassen Sie dies zu Ihrem Lifestyle werden, und genießen Sie dieses Buch!

Ihr Thorsten Weiss

Grün ist die Farbe des Herz-Chakras — essen Sie grün, essen Sie Moringa, und Ihr Herz öffnet sich. Moringa öffnet Ihnen den Himmel auf Erden.

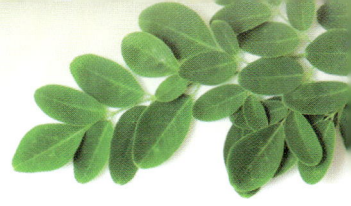

# Der *Wunderbaum* für ein
## neues Ernährungsbewusstsein

Kennen Sie das? Sie begegnen jemandem, und diese Person fasziniert Sie. Sie erfahren von einer Sache und kommen nicht mehr davon los. Sie sind wie elektrisiert und wissen nicht, was gerade mit Ihnen geschieht. Keine Stunde am Tag vergeht, ohne dass Sie an die Person oder die Sache denken müssen. Können Sie die Energie dieses faszinierenden Augenblicks spüren, den Sie erlebt haben und der sich tief in Ihre Erinnerung eingeprägt hat? Das erste Mal, als ich von Moringa hörte, war ich auf genau diese Weise elektrisiert. Ich empfand es beinahe so, als würde jemand mich genau zu dieser Erfahrung steuern. Es erschien mir fast so, als sei eine »höhere Kraft« im Spiel, die jetzt und nicht später wollte, dass ich Moringa kennenlerne.

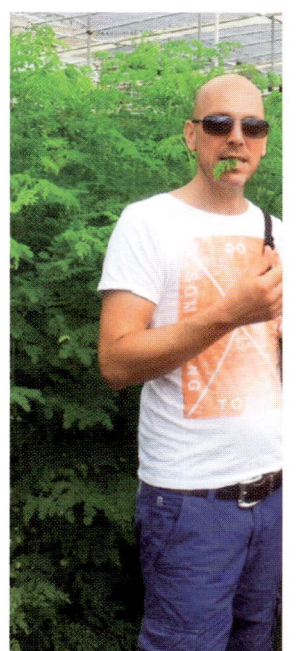

Warum ist also dieses Buch entstanden, das Sie gerade in Ihren Händen halten? Weil ich genau diesem Impuls nachging und mich darauf einließ – ebenso wie Sie in diesem Moment. Es dauerte keinen Tag, und ich hatte alles recherchiert, was in jenem Augenblick für mich wichtig war. Was ist Moringa? Was kann Moringa? Wo wächst Moringa, und wie komme ich dorthin? Einige Tage später hatte ich einen Flug gebucht, und kurze Zeit danach war ich unterwegs auf die Kanarischen Inseln. Ich hätte natürlich auch nach Indien, auf die Philippinen oder nach Nigeria fliegen können, um diese wundersame Begegnung zu haben, denn der geheimnisvolle Baum ist an vielen Orten der Welt zu Hause. Nicht die kürzere Strecke war es, die mich nach Teneriffa rief, sondern die spezielle Magie, die mich anzog. Eine Magie, von der ich bis zu diesem Zeitpunkt noch nichts wusste.

Was ich dort erlebte, war ein wenig unwirklich, denn ich fühlte mich das erste Mal in meinem Leben derart zu einer Pflanze hingezogen und erlebte Glücksgefühle, wie ich sie zuvor nur aus spirituellen bzw. meditativen Erfahrungen kannte.

Sie werden in diesem Buch zwei Perspektiven erleben. Mein spirituelles Bewusstsein war vom ersten Augenblick an fasziniert von dieser Wunderpflanze, ohne dass ich irgendeine wissenschaftliche Erklärung dafür hatte. Ich nenne diese Instanz in mir mein »Höchstes Bewusstsein« – und dieses möchte nur eines: dass alles in mir erwacht. Es möchte nicht immer nur Fakten, sondern es möchte wahrnehmen, fühlen und erfahren. Es möchte mich an den Ort führen, den ich als mein inneres Zuhause bezeichne. Kennen Sie den Zustand vollkommenen Glücks und Friedens? Dann kennen auch Sie dieses Zuhause, das ich meine. Doch um diesen Zustand zu erfahren, benötigen Sie nicht die *Hard Facts*, sondern vor allem eines: viel Gefühl und eine tiefe Beziehung zu Ihnen selbst. Das Faszinierende ist, dass der Moringa-Baum einen sehr großen Beitrag für diese innere Reise liefert. Anscheinend gibt er uns die Möglichkeit, uns noch mehr in dieses spirituelle höchste Bewusstsein hineinzuentwickeln und gleichzeitig immer aufmerksamer und geerdeter zu werden. So können wir unseren Alltag zunehmend so gestalten, dass er unserer persönlichen Lebens-Wahrheit entspricht. Das hat im Allgemeinen damit zu tun, dass Sie Ihren Körper entlasten und er sich dadurch nicht mehr so sehr anstrengen muss, um Sie vital durchs Leben zu tragen. Dies führt ganz automatisch dazu, dass Sie einen wacheren und hel-

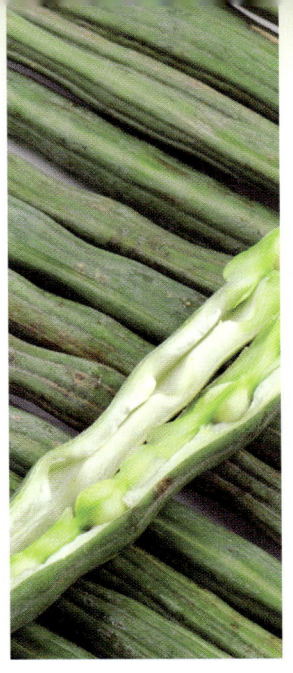

leren Geist entwickeln, der viel mehr mit seinem Potenzial in Verbindung kommt. Würden Sie mich fragen, ob Erfolg und Ernährung eine Wechselwirkung haben, würde ich mit einem klaren »Ja!« antworten.

Alle Erfahrungen, die ich persönlich mit Moringa gemacht habe, möchte ich in diesem Buch mit Ihnen teilen und Ihnen viele Ideen vermitteln, wie Sie sich körperlich weiterentwickeln und somit auch für Ihre geistige Entwicklung sorgen können. Die Wurzeln eines Baumes sind maßgeblich verantwortlich dafür, ob sich an den Ästen schöne Blätter entwickeln. Genauso ist es mit unserem Körper, der das Fundament für unseren Geist bildet. Das Glück folgt dann als Früchte, die Ihr Leben Ihnen bescheren wird. Meine Erfahrungen sind jedoch nur für mich gültig – und sie werden für Sie erst dann überzeugend sein, wenn Sie sie zu Ihren Erfahrungen machen. Und so möchte ich Ihnen gleich jetzt empfehlen, alles auszuprobieren. Sobald Sie weitergelesen haben, werden Sie wahrscheinlich genauso fasziniert sein wie ich und gar nicht mehr anders können, als diese Pflanze, die Speise der Götter, wirklich am eigenen Leib erfahren zu wollen.

Am besten besorgen Sie sich also gleich eine »Grundausstattung« dafür: Moringa-Samen und fein gemahlenes Moringablatt-Pulver. Dann können Sie direkt gemeinsam mit mir all die Erfahrungen machen und selbst erleben, welchen Effekt diese Pflanze auf Sie hat, wenn ich im Laufe dieses Buches davon berichte. Denn spätestens, wenn Sie von all den wissenschaftlichen Recherchen über Moringa lesen, werden Sie sowieso sagen: Das muss ich haben!

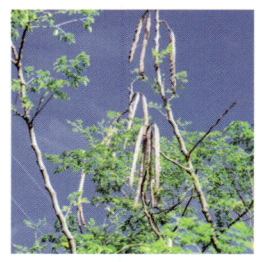

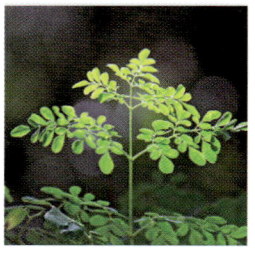

Ich bin zutiefst überzeugt davon, dass uns Moringa viele Antworten auf all die Krankheiten des 21. Jahrhunderts geben kann und eine Lösung für das Problem der Mangelernährung in manchen Regionen dieser Welt ist. Wenn Menschen die Reinheit und das »Göttliche« in dieser Pflanze belassen und nicht damit beginnen, sie aus der Sucht nach Gewinnmaximierung zu manipulieren, erlangen wir mit ihrer Hilfe schon bald die Faszination des Menschseins wieder zurück. Denn Moringa wird einen großen Beitrag dazu liefern, unsere Herzen und unsere Zellen zu öffnen, auf dass dort mehr Reinheit, mehr Mitgefühl und mehr Wahrhaftigkeit Einzug halten können. Ich bin mir sicher, dass Liebe, Menschlichkeit und die wirklichen Werte wieder in den Vordergrund kommen, wenn wir das, was uns diese Pflanze geben kann, zu uns nehmen und uns dafür öffnen, hinter die Kulissen des Daseins zu schauen. Ihr spiritueller Geist weiß, warum Sie gerade jetzt auf der Erde sind. Das große Ganze weiß genau, welche Quellen Ihnen diese neue Zeit zur Verfügung stellt, um wieder zu Ihren Potenzialen zurückzufinden. Und so liegt es jetzt an Ihnen, sich in Ihrem Alltag für diese zu öffnen.

Ich freue mich sehr, dass ich über dieses Buch einen »persönlichen« Kontakt zu Ihnen aufbauen darf. Denn mein Herz erfüllt es mit riesiger Dankbarkeit, wenn ich sehe, dass dieses Wissen und all die Weisheiten über einen gesunden, vitalen und der Neuen Zeit angepassten Lebensstil etwas in Ihrem Leben bewirken und Sie daran erinnern, dass es da mehr in Ihnen gibt, als Sie vielleicht gerade von sich denken. Meine Intention ist es, Sie zu inspirieren, und ich hoffe, dass Ihnen meine Recherchen viele Einsichten bescheren und Sie viele neue Erkenntnisse sammeln können. Und ich möchte Sie dazu ermutigen, diese auch wirklich ernst zu nehmen. Ihre Einsichten und Ideen sind wertvoll, doch letztlich bewirken sie nur dann eine wirkliche Veränderung, wenn Sie diese auch in Ihrem Alltags-Leben umsetzen.

Dieses Buch ist so aufgebaut, dass Sie am Ende jedes einzelnen Kapitels Ihre Einsichten und die wertvollen inspirierenden Momente notieren können. Ihre Aufgabe ist es dann, Ihre Einsichten direkt in eine Handlung zu übertragen – werden Sie aktiv! Es wartet viel Großartiges in Ihrem Leben darauf, von Ihnen entdeckt zu werden. Es stimmt mich unglaublich froh, wenn Sie dieses Buch dazu inspiriert.

Ich wünsche Ihnen von Herzen, dass Sie immer mehr erkennen, wer Sie wirklich sind, und dass Sie den Mut entwickeln, Ihr wahres Potenzial zum Ausdruck zu bringen. Denken Sie also immer daran: Ein gesunder und vitaler Körper, ein langes glückliches Leben, Ihr Erfolg, eine gute Beziehung und die Fähigkeit, tiefen Frieden zu empfinden, sind nur dann in vollem Umfang möglich, wenn Ihr Körper vollkommen in seiner Kraft ist. Tun Sie also alles, um Ihrem Körper diese Vitalität zurückzubringen oder zu erhalten. Nicht ein wenig mehr davon, sondern das ganze Potenzial – die ganzen 100 Prozent!

Jetzt denken Sie noch einmal an die Worte, die Sie gerade gelesen haben: Machen Sie die neuen Erkenntnisse und Einsichten zu Ihren persönlichen Erfahrungen. Notieren Sie also zuerst alles, was Ihnen wichtig ist. Was sind Ihre Schritte, die Sie daraus für sich ableiten? Was möchten Sie gleich heute oder zu einem späteren Zeitpunkt umsetzen? Notieren Sie alles, was

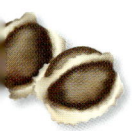

Ihnen jetzt in den Sinn kommt, denn später haben Sie es wahrscheinlich wieder vergessen. Also, los geht's!

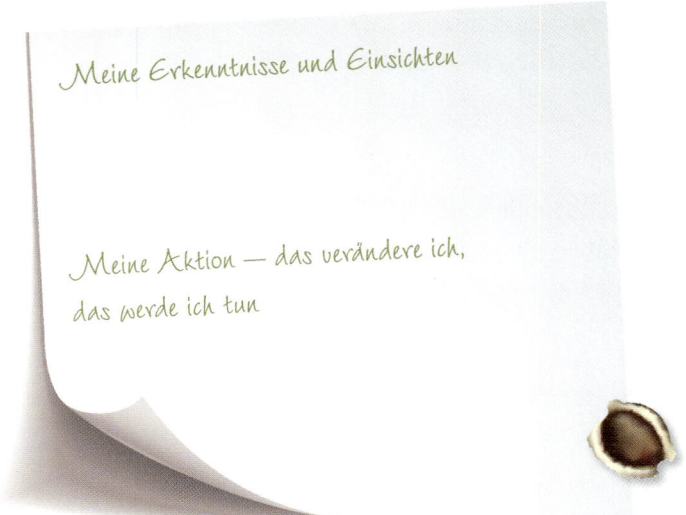

*Meine Erkenntnisse und Einsichten*

*Meine Aktion — das verändere ich, das werde ich tun*

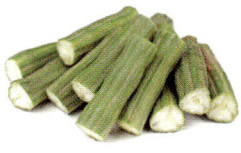

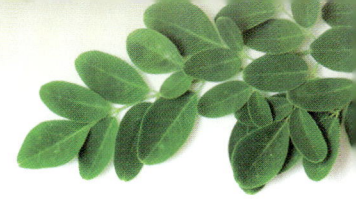

# Willkommen in der Welt des Moringa – ein kurzer Überblick

*Behandeln Sie Ihren Körper wie ein Kunstwerk von unfassbarem Wert und einen Ausdruck von Liebe und höchstem Bewusstsein. Seien Sie dankbar für jedes Organ, jeden Tropfen Blut und jede Zelle, die Ihren Körper formt. Beginnen Sie genau jetzt, im Stillen für Ihren Körper zu beten. Sagen Sie Danke für dieses großartige Geschenk. Schätzen Sie es, und beginnen Sie heute, Ihren Körper zu respektieren und ihm zu versprechen, ihn wertzuschätzen, ihm das zu geben, was aus Ihrem tiefsten Inneren ein lichtvolles Leuchten in Ihre Augen zaubert.*

Wenn wir einen Botaniker fragen, was er uns über den Moringa-Baum sagen kann, wird er von einer der kleinsten Pflanzengattungen sprechen, denn es gibt gerade einmal 13 Arten davon. Das natürliche Verbreitungsgebiet erstreckt sich von Indien über die arabische Halbinsel nach Ostafrika, reicht von Madagaskar über das südwestliche Afrika und bis in unsere Breiten auf die Kanarischen Inseln, nach Teneriffa.

Der *Moringa oleifera* ist eine dieser 13 Moringa-Arten und diejenige, die wir hier in Europa meistens kaufen können. Der Moringa-Baum hat seinen Ursprung in den Himalaya-Regionen des nordwestlichen Indiens und wird im deutschen Sprachgebrauch auch als »Meerrettichbaum« bezeichnet, was aber eher unbekannt ist. Als ich diese deutsche Bezeichnung das erste Mal hörte, fand ich sie unpassend, denn beim Verzehr der verschiedenen essbaren Teile erinnerte mich nichts an den Geschmack von Meerrettich. Während der Recherchen zu diesem Buch hatte ich jedoch das Glück, die getrockneten Wurzeln, die hierzulande sehr selten angeboten werden, probieren zu können. Ich traf den Betreiber einer Moringa-Farm und lauschte gespannt, was er mir von dieser Pflanze berichtete. Seine Faszination war es, die mich einst ansteckte. In jeder Geschichte, die er zu »seinem Moringa«, wie er ihn liebevoll nannte, erzählte, steckte so viel Spannendes, dass ich ihm ewig hätte zuhören können. Er berichtete, dass er einem befreundeten Bauern einen Sack Moringa-Samen verkauft und dieser sie ausgesät hatte. Der befreundete Bauer wollte die Pflanzen später jedoch nicht ernten und verarbeiten, sondern lediglich seinen Boden damit auflockern. Da Moringa ein sehr schnelles Wachstum aufweist, standen dort rund 150 junge Bäume, die dieser Bauer dann unterpflügen wollte. Doch bevor er dies tat, fragte er den Betreiber der Moringa-Farm, ob er die Bäumchen wieder zurückhaben wolle. Aber Moringa lässt sich nicht umpflanzen. Der Betreiber der Moringa-Farm rückte daher mit seiner Mannschaft an, um alles abzuernten und zu verarbeiten. Da er wusste, dass die Pflanze komplett essbar ist, probierte er etwas Neues aus: Er nahm die Wurzeln mit, wusch diese und schnitt sie zu dünnen Chips. Diese wurden getrocknet und konnten dann verzehrt werden – und das war etwas sehr Außergewöhnliches. Normalerweise kommt es natürlich nicht dazu, dass die Wurzel mit geerntet wird. Ich bekam also ein paar dieser Chips und habe sie gleich probiert. Und da war er, der leckere süß-scharfe Geschmack von Meerrettich. Nun war auch ich als botanischer Laie davon überzeugt, dass der *Moringa oleifera* den deutschen Namen »Meerrettichbaum« zu Recht trägt.

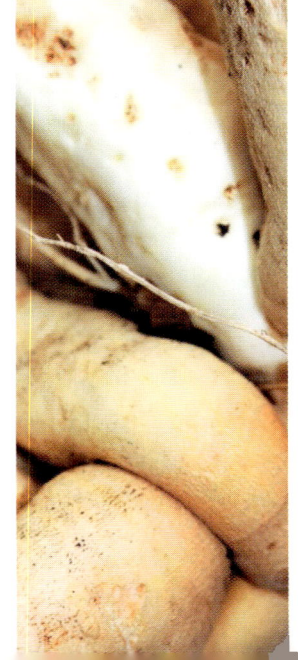

Ich möchte Ihnen nun gern einen kleinen Überblick geben und Sie näher mit dem *Moringa oleifera* bekannt machen.

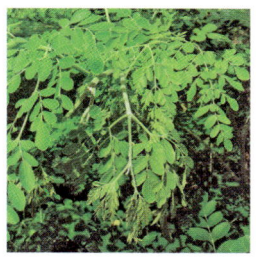

**Baum:** Der Baum wird bis zu 14 m hoch und etwa 20 Jahre alt.

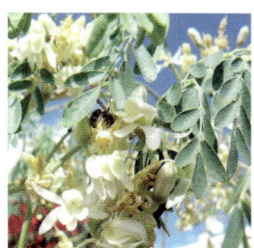

**Blattwerk:** Die Blätter enthalten große Mengen an Vitaminen, Mineralien, Spurenelementen, Aminosäuren und Antioxidantien – ein Vielfaches im Vergleich zu anderen Superfoods.

**Blüten:** Der Moringa-Baum trägt cremeweiße bis rosafarbene Blüten, die leicht nach Maiglöckchen duften.

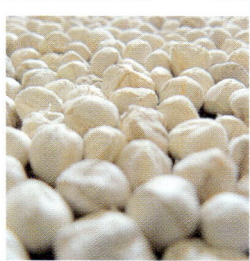

**Schoten:** Die Schoten können bis zu 90 cm lang werden und bis zu 35 Samen enthalten.

**Samen:** Aus 10 kg Samen können 2–3 l Öl gewonnen werden. Das Behenöl der Samen wurde bereits im ägyptischen Altertum zum Kochen und als Parfüm verwendet. Es spielt eine wichtige Rolle in der ayurvedischen Medizin und ist häufig die Grundlage von Salben und Cremes.

**Wurzeln:** Die rübenartig verdickten Wurzeln enthalten besonders viele Senfölglykoside und werden in vielen Kulturen als Arzneimittel z. B. bei Entzündungen, Fieber, Verdauungsstörungen, Schmerzen und Herzschwäche eingesetzt.

Moringa ist eine der energiegeladensten Pflanzen auf unserem Planeten. Unter guten Bedingungen kann der Baum in einem Jahr bis zu 8 m in die Höhe wachsen. Seine Wurzeln, Blätter, Blüten und Samen – ja, selbst die Rinde und sein Harz – können für den menschlichen Verzehr verwertet werden. Sein Laubwerk besitzt eine ausgewogene Nährstoffdichte, die so nirgends sonst in der Natur vorkommt. Große Mengen an bioverfügbaren Vitaminen, Mineralien, Spurenelementen, Aminosäuren und Antioxidantien geben uns ein einzigartiges Nahrungsmittel und machen

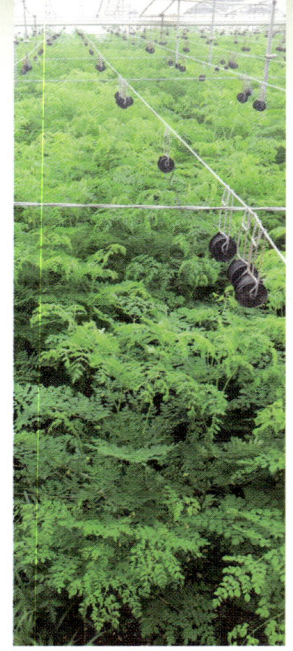

Moringa zu einem fantastischen Jungbrunnen. Die sekundären Pflanzenstoffe erhöhen diesen Effekt auf ein solches Maß, dass wir hier wirklich von einem echten Super Food sprechen können.

Die wohl bekannteste und gängigste Form, in der Moringa verzehrt wird, ist das Moringablatt-Pulver oder der grobe Blattschnitt. In Europa gibt es momentan nur eine Moringa-Farm (mit Sitz auf Teneriffa), und so ist es nur für Urlauber auf der Kanareninsel möglich, ihn als Frischblatt zu bekommen. Für den Export in andere europäische Länder werden die Blätter in speziellen sonnengeschützten Dehydrationsräumen hygienisch getrocknet.

Ein Super Food von hoher Qualität ist in seinem rohen Zustand (also nicht über 42 Grad Celsius erhitzt) besonders wertvoll. Bei der Auswahl des richtigen Moringablatt-Pulvers ist also unbedingt darauf zu achten, dass alle Vitalstoffe beim Trocknungsverfahren auch wirklich erhalten bleiben. Das Pulver oder die Blätter können in Suppen und anderen Speisen, im Müsli und in Smoothies verarbeitet oder als Tee getrunken werden. Der Tee erinnert ein wenig an den Geschmack von Brennnesseln, doch er bleibt einzigartig. Die im Moringa enthaltenen Senföle geben den Speisen einen pikanten Geschmack und würzen diese sehr harmonisch. Doch auch süßen Smoothies oder Obstsalaten verleiht Moringa eine besondere Note. Später im Rezeptteil können Sie in die ganze Welt des Moringas eintauchen und die Geschmacksvielfalt kennenlernen und ausprobieren.

Natürlich kann Moringa auch als klassische Nahrungsergänzung eingenommen werden. So wird er mittlerweile pur in Kapselform und als Pressling angeboten, als Smoothiewürfel oder als pflanzliche Moringa-Protein-Mischung. Auf diese Weise kann er leicht in den täglichen Speiseplan integriert werden.

Was macht den Unterschied? Ist es besser, das Blattpulver zu verzehren oder eine Kapsel zu schlucken? Nun, das hängt von Ihrem persönlichen Geschmack ab, denn der Verzehr des reinen Pulvers ist vielleicht gewöhnungsbedürftig. Viele mögen

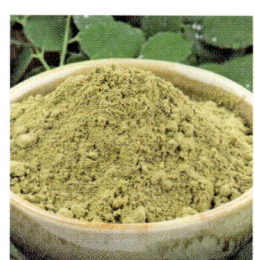
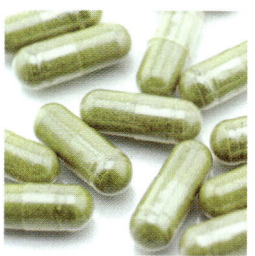

den leicht scharfen und nussigen Geschmack, andere wiederum nicht. Die einen schlucken lieber eine Kapsel, weil es schnell geht und sie praktisch für unterwegs ist, andere machen sich sowieso morgens ihren Smoothie oder ihr Müsli und können somit das Blattpulver leicht verarbeiten. Am besten, Sie probieren viele der im Rezeptteil vorgestellten Kreationen aus und kommen so von selbst auf den für Sie passenden Geschmack und Weg. Sicherlich ist die Wirkung des Moringablatt-Pulvers schneller zu bemerken, vor allem, wenn

Sie Kapseln oder Presslinge auf nüchternen Magen mit einem Glas Wasser einnehmen, da es rascher und konzentrierter vom Körper aufgenommen wird.

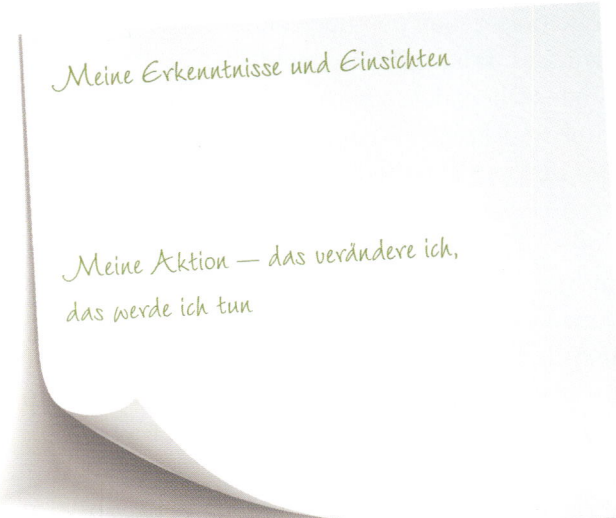

*Meine Erkenntnisse und Einsichten*

*Meine Aktion — das verändere ich, das werde ich tun*

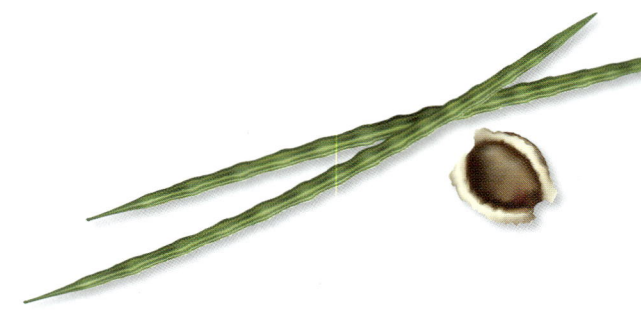

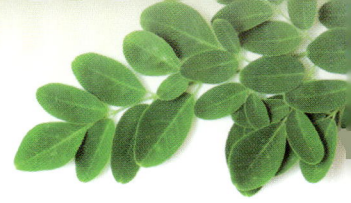

# Hat *Moringa* Nebenwirkungen – und welche Mengen sind gut für mich?

Nun, es gibt darüber noch keine wissenschaftlichen Studien, mir persönlich sind aber keine gravierenden Nebenwirkungen bekannt. Das Einzige, was ich gehört habe, ist, dass manche Menschen, die anfangen, Moringa zu konsumieren, in den ersten Tagen und vielleicht auch ein paar Wochen lang ein wenig Unruhe im Darm bemerken. Doch das ist letztlich immer so, wenn der Körper etwas bekommt, was er noch nicht kennt. Meist wird hier eine Umstellungsphase benötigt. Wer Moringa regelmäßig einnimmt und gut dosiert, spürt die vitalisierende Wirkung recht schnell. Und nach einer »Eingewöhnungsphase« über einen Zeitraum von drei Monaten wird der Körper sicherlich nichts mehr »von sich hören lassen«. Wenn Sie Moringa aus einer guten Quelle in Rohkostform (nicht über 42 Grad Celsius erhitzt) und von hoher biologischer Qualität, also ohne den Einsatz von Spritzmitteln angebaut, kaufen, können Sie sicherlich davon ausgehen, dass dieses reine Naturprodukt frei von Nebenwirkungen ist. Dadurch, dass Moringa die Leistungsfähigkeit auf natürliche Weise spürbar erhöht, werden Sie recht schnell merken, wie positiv sich die Einnahme auswirkt, und diesen »Wunderbaum« nicht mehr missen wollen.

Zu Beginn würde ich eine tägliche Einnahme von einem halben Teelöffel des Pulvers (oder einer entsprechenden Menge in Kapselform) empfehlen, nach ein paar Wochen können Sie dann getrost auf einen Teelöffel pro Tag erhöhen. Ich selbst habe immer einen Moringa-Streuer bei mir, vor allem, wenn ich auf Reisen bin, und gehe damit sehr kreativ um. Es schmeckt beinahe zu allem, und ich höre von kaffeeliebenden Moringa-Fans, dass sie sogar ihren Kaffee mit Moringa aufgießen.

## Moringa – was macht ihn so besonders und wertvoll für unsere Gesundheit?

Menschen, die über Moringa berichten, gebrauchen beinahe nur Superlative: Wunderbaum, Powerfood, Superpflanze, Wundermittel, Naturwunder – all das sind Begriffe, die immer wieder auftauchen. Doch was macht diesen Baum so besonders? Was kann diese Pflanze alles? Und was sagt die Wissenschaft dazu? Eines ist deutlich: Dieser Baum mit den leuchtend grünen Blättern erobert gerade die Welt, und immer mehr Menschen werden vom Ich-liebe-Moringa-Virus angesteckt.[1] Doch was ist nun dran an ihm?

Der Gehalt an Vitalstoffen ist so außergewöhnlich hoch, dass bereits kleine Mengen des getrockneten Blattpulvers den empfohlenen Tagesbedarf vieler notwendiger Nährstoffe abdecken. Das Phytohormon Zeatin, worauf ich später noch eingehen werde, macht die vielen Vitalstoffe des Moringa für den Körper zu 100 Prozent bioverfügbar.

Was macht ein Nahrungsmittel aus und wie sollte es beschaffen sein, damit es überhaupt zu den natürlichen Spitzenprodukten gehören kann? Ich habe für mich einmal eine Definition erstellt, an der ich mich selbst orientiere, wenn ich meine Nahrung auswähle:

- frei von Lactose
- frei von Gluten
- hoher Gesundheitswert

---

1  Ja, ich bin verliebt in diesen Moringa-Baum. Deswegen habe ich eine Website eingerichtet unter der Adresse www.ich-liebe-moringa.de. Schauen Sie doch später mal vorbei.

- natürlich und unbelastet
- hat wenig Hitzeeinwirkung erfahren (unter 42 Grad Celsius)
- ist nicht raffiniert oder anderweitig weiterverarbeitet
- biologisch angebaut
- enthält keine genmanipulierten Rohstoffe
- der Produzent hat eigene strenge Vorgaben
- ist pflanzlich
- schmeckt lecker

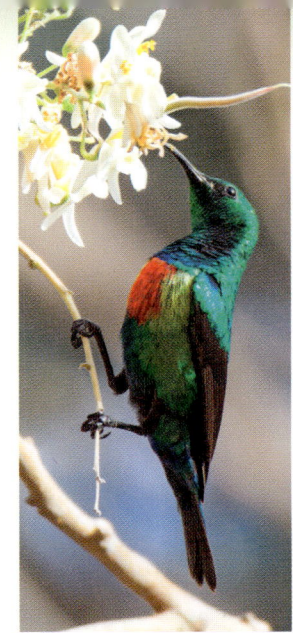

Erfüllt *Moringa oleifera* diese Kriterien? Ja, alle! Natürlich ist es maßgeblich, dass Sie genau wissen, woher Sie ihn beziehen, wer ihn produziert und wer seine ganze Liebe in das Wachstum der Pflanze gegeben hat. Das alles hat nämlich einen viel größeren Einfluss auf ein Lebensmittel, als Sie vielleicht glauben mögen. Wir sprechen hierbei über das Bewusstsein von Pflanzen, über Emotionen, Intentionen und bewusste oder unbewusste Prägungen, die jemand in das Lebensmittel hineinprojiziert, das Sie dann letztlich in Ihren Körper aufnehmen. Es ist also alles eine Sache der Schwingung, denn Ihr ganzes Zellbewusstsein geht mit dem in Resonanz, was Sie essen. Sicherlich kennen Sie die Aussage:

»Du bist, was du isst.«

Diese kraftvollen Worte sind voller Wahrheit. Als Hippokrates sagte: »Unsere Nahrung ist unsere Medizin«, hätte er vielleicht noch deutlicher ergänzen können: »... und diese Medizin sollte unsere Nahrung sein.« Die Frage ist, ob Sie Super Foods wie Moringa nur als Nahrungsergänzung sehen, mit denen Sie Ihr Gewissen beruhigen, oder ob sie auch mehr bedeuten. Viele Menschen greifen zu chemischen Nahrungsergänzungsmitteln, um weiterhin das (meist Ungesunde) essen zu können, was sie immer gegessen haben. Stellen Sie sich stattdessen lieber folgende Frage: »Was kann ich essen, um mein Immunsystem zu unterstützen, mehr Energie zu haben und das Hormonsystem wieder in eine gesunde Balance zu bringen? Wie kann ich meinen Ernährungsstil umstellen, anstatt eine Diät zu machen, die sowieso nicht funktioniert, sodass dieser sich langfristig heilend auf meinen Körper auswirkt?«

## Nahrung repräsentiert Bewusstsein

Wenn wir über die energetischen Schichten und Ebenen der Nahrung sprechen, müssen wir natürlich noch einmal genau hinsehen, was die Nahrungsmittelindustrie und die Nahrungsmitteldistribution dabei für eine Rolle spielen. Das ist vielleicht einer der wichtigsten Schritte der Entwicklung einer Bewusstheit für die energetischen Komponenten der Nahrung. Die Art und Weise, wie Nahrung momentan hergestellt wird, ist vielen Menschen überhaupt nicht bewusst: Industriell hergestellte Lebensmittel, also schätzungsweise 95 % der Produkte, die Sie in einem gewöhnlichen Supermarkt kaufen können, sind ohne jegliches Bewusstsein hergestellt und im Grunde chemische Experimente. Es gibt natürlich Ausnahmen: Herstellungsbetriebe, die sehr bewusst mit ihren Produkten umgehen. Bei meiner ersten Reise zum Moringa habe ich genau diese besondere Philosophie beim Betreiber der Plantage entdecken dürfen. Ich halte diese für beispielhaft für ein Leben, in dem wir die Dankbarkeit, das Mitgefühl und die Heiligkeit des Lebens wieder in den Mittelpunkt stellen. Doch im Allgemeinen können wir davon ausgehen, dass die Nahrungsmittel, die wir in den Supermärkten kaufen können, nach dem Prinzip der Ertrags- und Gewinnmaximierung hergestellt sind. In diesem Essen ist wahrscheinlich wenig oder gar kein Herzbewusstsein.

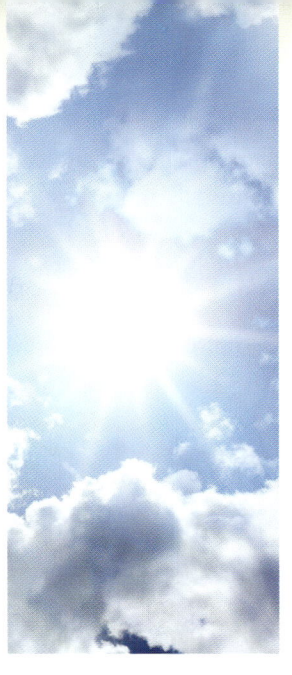

Wenn wir diese Nahrung energetisch betrachten, dann finden wir dort wahrscheinlich nichts als das Bewusstsein von Gier und Macht. In den auf diesem Prinzip aufgebauten Unternehmen – und das sind die meisten – arbeiten wütende Mitarbeiter, die frustriert sind über ihre Arbeit, weil die Firmen den letzten Rest Energie aus ihnen herauspressen. Es geht diesen Firmen nämlich nur um Ertrag, der sich in Zahlen messen lässt. In diesen Unternehmen finden sehr viele unbewusste Dynamiken statt, deren »Schwingungsüberreste« wir dann später essen, denn Nahrung ist nichts anderes als eine Repräsentation von Bewusstsein.

Viele Menschen haben sich deswegen entschieden, kein Fleisch zu essen. Sie haben verstanden, dass sie dabei die energetischen Schichten des Leidens und der Ängste der Tiere äßen. Diese Menschen sind sich also sehr bewusst über die Emotionen der Tiere und die Folgen des energetischen Imprints, den das Fleisch dadurch erhält. Sehr gut! Das ist Bewusstheit. Doch warum hört es bei vielen da auf? Sie sind sich nicht dessen bewusst, dass auch Menschen, die lustlos zur Arbeit gehen, die gemobbt und in den Großkonzernen ausgenommen werden, auf die gleiche Weise unsere Lebensmittel mit ihrer Energie beeinflussen. Sie essen kein Fleisch, weil sie die Todeskampfängste der Tiere nicht aufnehmen möchten, und entscheiden sich deswegen, Vegetarier zu sein und nur noch Biogemüse vom Discounter zu essen, und sie fühlen sich gut damit. Schade, das ist an sich ein guter Ansatz, doch er geht fehl. Diese Produkte sind kaum besser! Das Gefühl, das sie beim Essen dieser Lebensmittel haben, ist flach. Kennen Sie das Gefühl, dass Sie hungrig werden, sobald Sie einen Discounter betreten? Sie riechen das Essen und werden immer noch hungriger – oder immer leerer? Dieses Gefühl kommt nicht nur daher, dass Sie dort das Essen riechen, es rührt von dem Mangel an echter, wahrhaftiger Energie her. Damit gehen Sie unbewusst in Resonanz. Die Nahrungsmittel, die dort in den Regalen liegen, sind echte Energieräuber! Diese Produkte sind völlig leer. Essen sollte Sie aber nicht hungrig machen und Ihnen Energie rauben. Es sollte Sie zum Leuchten bringen und Ihnen echte und fühlbare Energie geben. Wenn Essen Sie ermüdet, ist das ein Zeichen dafür, dass Sie sich Gedanken machen sollten, ob diese Nahrung die richtige für Sie ist.

In der Nahrungsmittelindustrie ist momentan eine schlimme Dynamik zu beobachten. Die Manager der Fabriken, in denen unsere Nahrung hergestellt wird, sind sich auf einer gewissen Ebene sehr bewusst darüber, was sie da tun. Ihnen sind bestimmte Zusammenhänge sehr klar: Je tiefer sie die Energie in das Essen einschließen, es also unzugänglich für den unbewussten Esser machen, desto hungriger wird der Kunde sein, wenn er das Produkt im Laden wahrnimmt, und desto mehr muss er davon essen, um satt zu werden. Sie wissen, dass dieser Energieaustausch dazu führt, dass der Kunde nach dieser Packung Chips hungert, weil die darin enthaltenen Stoffe so verschlossen sind. Das ist das Prinzip: Ich mache mich rar und dadurch interessant. Als Kunde reagieren Sie unbewusst darauf und glauben, dass das Produkt Ihnen Energie gibt. Doch es ist genau andersherum: Sie geben diesem Essen Energie bzw. merken gar nicht, dass es Energie von Ihnen abzieht.

Wenn Sie als bewusster Mensch in die Kette der Lebensmittelherstellung involviert wären, könnte viel neues Potenzial in den Lebensmittelkonzernen aktiviert werden. Das ist mit ein Grund, warum ich mich so für das Bewusstsein in diesem Sektor einsetze. Weil wir mit unserem Bewusstsein etwas bewegen

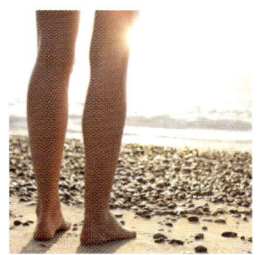

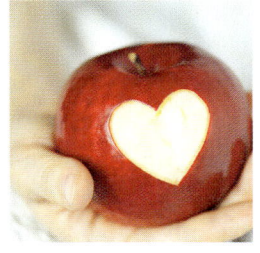

können. Und dazu können auch Sie beitragen. Vielleicht spüren Sie ja in sich den Ruf, ein Slow-Food-Restaurant zu eröffnen oder Lebensmittel anzubauen, oder Sie sind bereits in den Herstellungsprozess von Nahrung involviert. Selbst wenn Sie nur auf dem Wochenmarkt aushelfen und Gemüse verkaufen, werden Sie mit Ihrem erwachten Bewusstsein einen energetischen Beitrag leisten. Sie geben dem Essen ein neues Potenzial. Sie machen es lichtvoll! Ich habe mich entschieden, das auch zu tun. Es war immer eine große Herausforderung für mich, zellerleuchtende und vitalisierende Nahrung zu kaufen, deshalb habe ich mich entschieden, eine Auswahl davon in unserem behealedshop (übersetzt: Sei-geheilt-Laden) für Menschen anzubieten, die – wie ich – sehr lange Zeit auf der Suche nach Versorgern für lebendiges und liebesbewusstes Super Food waren. Wir haben die Produkte manchmal monatelang gesucht. Jetzt geben wir selbst die Komponente des höchsten Bewusstseins in den Nahrungsmittelmarkt. Wenn immer mehr dieses Bewusstseins in die Nahrungsmittelherstellung einfließt, verändert sich dadurch irgendwann das Nahrungsbewusstsein einer ganzen Gesellschaft. Die Energie der neuen Bewusstheit breitet sich von selbst aus. Sie werden in diesem höchsten Bewusstsein Ihre Nahrung auswählen und zubereiten, und Sie werden begreifen, dass auch die Art und Weise, auf die das Essen zum Tisch getragen wird, die Energie des Essens beeinflusst. Auch ein erwachtes und liebevolles Service-Personal in der Gastronomie hat einen Einfluss auf das Essen, denn die Energie, die von den Köchen bei der liebevollen Zubereitung voller Hingabe in es hineingebracht wurde, könnte durch einen Kellner, der seine Arbeit hasst, auf den paar Metern bis zum Gast bereits wieder zunichte gemacht werden. Wenn der Koch, der die Mahlzeit zubereitet, seinen Job liebt und bei seiner Arbeit seinem Herzen folgt, öffnet er bereits ein paar Schichten für einen anderen, viel feineren Geschmack. Und wenn es mit Würde und Bewusstheit anstatt mit Wut zu dem kommt, der es verspeist, dann hat dieses Gericht das Potenzial, den Tag dieser Person zu verändern – und vielleicht sogar dessen Leben.

Was würde wohl passieren, wenn eine Woche lang nur noch erwachte Menschen in den Restaurants arbeiten würden? Wir könnten dadurch einen Unterschied auf dieser Welt erreichen. Sie können den Tag eines Menschen retten, wenn Sie ihm sein Essen mit einem Lächeln in Ihrem Herzen zubereiten. Das wäre ein Segen für diese Person, denn das Energiepotenzial des Liebesbewusstseins verändert alles. Die beste Möglichkeit, neue Bewusstheit auf eine sehr praktische und geerdete Art und Weise zu verbreiten, ist, dies über Nahrung und natürlich auch über das Wasser zu tun. Denken Sie doch einmal darüber nach, ob darin für Sie möglicherweise eine wunderbare Geschäftsidee steckt. Eine, die auf Win-win-Basis allen etwas bringt.

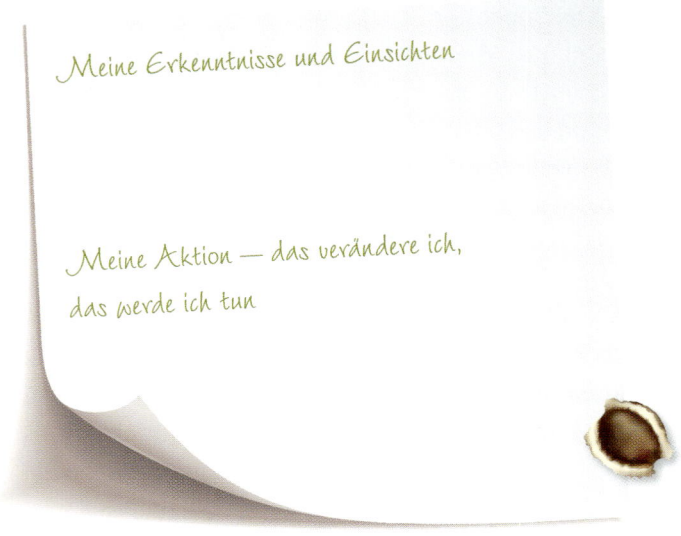

Meine Erkenntnisse und Einsichten

Meine Aktion — das verändere ich, das werde ich tun

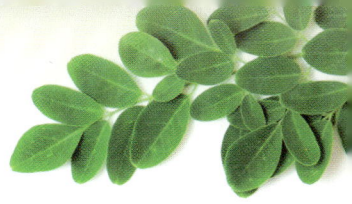

# Moringa macht *verunreinigtes Wasser* wieder trinkbar

Wasser ist eines der faszinierendsten Elemente unserer Erde. Spätestens, seit der japanische Wissenschaftler Dr. Masaru Emoto bereits vor vielen Jahren bewies, dass äußere Einflussfaktoren die strukturellen Eigenschaften des Wassers verändern, dürfte uns allen klar sein, wie wesentlich diese Erkenntnisse in Bezug auf unseren Körper sind.

Ganz besonders faszinierend fand ich den Beweis, welche Wirkung Musik – und somit Emotionen – auf Wasser haben. In einem Versuch wurde Wasser mit verschiedenen Musikstilen beschallt. Die Versuchsanordnung sah so aus, dass ein Gefäß mit Wasser zwischen zwei Lautsprecher gestellt wurde und ein bestimmter Musiktitel für eine bestimmte Zeit gespielt wurde. Danach wurde das Wasser gefroren und wurden mit einer speziellen Fototechnik die dadurch entstandenen Wasserkristalle fotografiert. Die Ergebnisse und Erkenntnisse waren mehr als spannend und haben damals meinem Weltbild wieder einmal eine neue Perspektive gegeben. Bei einem Heavy-Metal-Song, in dem Wut, Frustration und Bösartigkeit im Text auftauchten, war in dem entstandenen Wasserkristall eine braune, unschöne Gestalt zu erkennen. »Heartbreak Hotel« von Elvis Presley ließ einen Wasserkristall auftauchen, aus dem sich ein Element löste (das gebrochene Herz löste sich also sprichwörtlich ab), und »Amazing Grace« ließ einen wunderschönen, klaren und einem Kunstwerk gleichkommenden Eiskristall entstehen.[2] Ist

---

2    Die Bücher von Masaru Emoto sind im KOHA Verlag erschienen.

das nicht so faszinierend, dass wir an dieser Stelle weiterdenken müssen? Was sind die wichtigsten Schlussfolgerungen für Sie, Ihren Körper und Ihre Gesundheit?

Beinahe alle Körperflüssigkeiten von Menschen und natürlich auch die von Tieren bestehen hauptsächlich aus Wasser. Das Muskelgewebe enthält ca. 75 % Wasser, das Blutplasma 90–95 %, unser Körperfett 25 % und selbst unsere Knochen haben noch einen Wasseranteil von 22 %. Das Wasser in uns dient dem Transport von Sauerstoff und anderen Nährstoffen zu den Organen und Zellen sowie natürlich auch dem Abtransport von Abfällen und Giften. Es ist also mehr als wertvoll, wenn das Wasser in uns sauber ist.

Wasser ist das Lebenselixier schlechthin, und selbst unser Planet Erde besteht zum größten Teil aus Wasser. Schon die ersten neun Monate unseres Lebens verbringen wir im Fruchtwasser, und nichts und niemand kann ohne Wasser lange existieren. Wasser befindet sich in einem ewigen Kreislauf, es steigt als Dampf auf, zieht über die Erde und kommt als Regen wieder zurück.

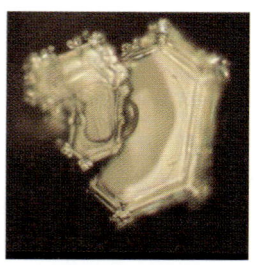

Wenn also Musik, Emotionen und Bewusstsein einen so hohen Einfluss auf Wasser haben, dann sind wir, dann sind die Erde und das gesamte Bewusstsein der Menschheit im Wasser enthalten. Gemeinsam befinden wir uns in einem ewigen Kreislauf.

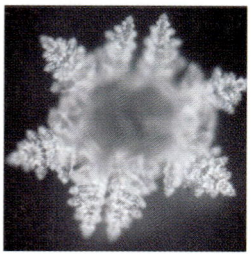

Das Bewusstsein, ob nun das einer Pflanze oder eines Menschen, wirkt sich in hohem Maße auf unser Körper-Geist-Seele-System aus. Und wenn wir unsere Welt und die Menschheit betrachten, dann wissen wir, dass wir an

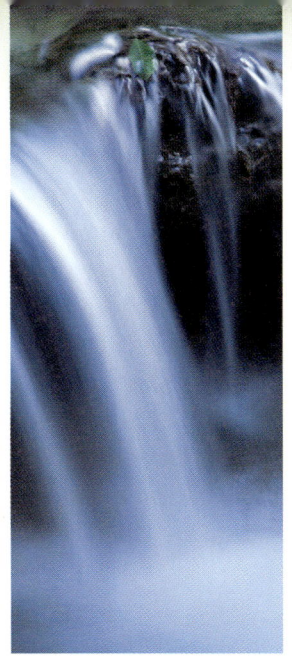

einem Punkt stehen, an dem eine Veränderung notwendig ist. Ich habe in diesem Buch schon von der Heiligkeit des Moringas geschwärmt – und ich gehe sogar noch einen Schritt weiter: Was wäre, wenn Moringa zu einem heiligen Plan gehörte, dessen Ziel es ist, wieder das Bewusstsein der Liebe und des Mitgefühls zu den Menschen zurückzubringen? Was wäre, wenn die Intelligenz der Natur und unseres Planeten Erde jetzt reagierte, um sich selbst wieder zu heilen? Warum taucht Moringa gerade jetzt auf und fasziniert so viele Menschen? Die Urpflanze des Moringa wurde bereits vor 6000 Jahren im Sanskrit erwähnt und bereits damals als »Pflanze der Unsterblichkeit« bezeichnet. Glauben Sie, es ist Zufall, dass die Pflanze gerade in dieser Zeit, in der das alte Bewusstsein sich in neues verändert und so viele Menschen erwachen, so viele Seelen berühren möchte? Moringa bringt uns wieder in Kontakt mit der Unsterblichkeit der Seele.

Doch zurück zum Wasser: Moringa hat eine faszinierende Eigenschaft und eine sehr eindrucksvolle Wirkung auf Wasser, und diese möchte ich nun gern mit Ihnen teilen.

Bereits 2009 hat Frank Elstner in seiner »Show der Naturwunder« von der Wunderpflanze Moringa berichtet und dem Publikum ein Glas verdrecktes Flusswasser, voll mit Bakterien und Schlamm, präsentiert. Keiner seiner bekannten Gäste hatte das Bedürfnis, der Aufforderung zu folgen, einen Schluck von dieser Brühe zu probieren. Die Skepsis in den Gesichtern seiner Gäste war deutlich zu sehen, als er ankündigte, dass es eine natürliche Möglichkeit gebe, dieses Wasser zu »verzaubern« und es am Ende wieder trinkbar zu machen.

Was wäre, wenn es tatsächlich möglich wäre, verschmutztes Wasser mittels Moringa auf natürliche Weise zu reinigen und es somit wieder trinkbar zu machen? Wie vielen Menschen könnten wir mit dieser Entdeckung in den unterentwickelten Gebieten unserer Erde helfen? Und gerade in Afrika und Indien hat der Wunderbaum seine natürliche Heimat! Wenn wir nur daran denken, dass in der Welt jeden Tag Tausende von Kindern an den Folgen verdreckten Trinkwassers sterben, dann ist die Entdeckung dieser Eigenschaft des Moringas vielleicht der Durchbruch – und ein echtes Wunder.

Doch kommen wir nun zur Lösung des Ganzen, die beinahe zu einfach und schön ist, um wahr zu sein: In Elstners Experiment wurde ein Moringa-Samen gemahlen und in das Glas mit dem verschmutzten Wasser gegeben. Das Ganze wurde kurz vermengt und dann für 40 Minuten stehen gelassen. Das war's. Es wurden keine aufwendigen chemischen Versuchsumgebungen aufgebaut, sondern ein Verfahren angewendet, das jeder ohne Hilfsmittel wiederholen kann. Und das Ergebnis war mehr als beeindruckend: Nach diesen 40 Minuten war das Wasser nicht nur viel klarer als zuvor, es war trinkbar geworden. Interessant ist dabei auch die notwendige Menge: Um einen Liter Wasser bakterienfrei zu bekommen, benötigt man gerade einmal ein Zehntel Gramm des Moringa-Samens.

Sind Sie mittlerweile schon genauso fasziniert von diesem Wunderbaum wie ich? Möchten Sie gern wissen, wie Sie sich auf die Energien dieser Pflanze vorbereiten können? Machen Sie sich bereit dafür, in Ihrem heiligen Tempel zu leben. Sorgen Sie dafür, dass er frei ist von allem Alten, das ihn in einem niederen Bewusstsein hält. Es ist höchste Zeit, dass Sie Ihren Körper von all den Giften befreien und ihm die Kraft zurückgeben, die er jetzt benötigt, um weiterhin in diesem Wachstumsprozess zu gedeihen.

## Moringa-Samen für Ihre Entgiftung

Was bedeutet die beschriebene Wirkung auf Wasser nun für Sie und Ihren Körper? Gehen wir einmal davon aus, dass der menschliche Körper zu ca. 70 % aus Wasser besteht. Ein Liter Wasser wiegt genau ein Kilogramm, Sie können also ganz leicht errechnen, wie viel Moringa Sie theoretisch benötigen würden, um Ihren Körper vollkommen frei von schädlichen Bakterien zu bekommen. Vielleicht kann man dies am besten in einer Formel darstellen, denn dann haben Sie *Hard Facts* und sehen, was so ein kleiner Moringa-Samen für Sie tun kann.

$$\frac{\textit{Ihr Gewicht (in kg) x 70}}{100} \; x\, 0{,}1 = \textit{benötigte Moringa-Samen in Gramm}$$

Ich wiege ca. 80 Kilogramm und bestehe also aus ca. 56 Litern Wasser. Und wenn wir mit einem Zehntel Gramm Moringa-Samen einen Liter Wasser frei von schädlichen Bakterien bekommen, können bereits 5,6 Gramm Moringa-Samen einen enormen Beitrag dazu liefern, meinen Körper gesund und giftfrei zu halten. Getrocknete Moringa-Samen sind sehr leicht, und ich würde ca. 30 Stück davon benötigen, um meinen Körper nach dieser Berechnung in einen vitalen und gesunden Zustand zu bringen und ihm dadurch seine vollkommene Regenerationskraft zurückgeben zu können. Ja, liebe Wissenschaftler, Ärzte und Bio-Chemiker ... ich weiß, dass dazu mehr gehört und es viele Prozesse im Körper gibt, die diese Berechnung beeinflussen können. Ich möchte damit auch keinen Beweis für etwas liefern, sondern lediglich klar machen, welcher Ansatz damit möglich ist. Wie wäre es mit einem Moringa-Entgiftungs-Monat? Jeden Tag vor dem Frühstück ein Glas stilles Quellwasser und dazu einen Moringa-Samen lutschen. Sie werden sich nach diesem kurzen Zeitraum sicherlich viel besser als jemals zuvor fühlen.[3]

Ein Institut für Umweltanalytik untersuchte Oberflächenwasser auf trinkwasserrelevante Parameter. Das unbehandelte Oberflächenwasser wies einen Wert der Gesamtcoliforme (das sind spezielle Bakterien) von 21 000 auf. Mithilfe von Moringa konnte er auf 500 gesenkt werden. Das ist zwar immer noch höher als der vorgeschriebene Grenzwert von 0 für Trinkwasser, doch dies zeigt eindeutig die Kraft des Samens. Der Anteil der sogenannten Enterokokken (das sind Krankheitserreger, die das Immunsystem schwächen und Infektionen auslösen können) konnte in diesem Versuch sogar von 8000 auf 0 gebracht werden. In Bezug auf diesen Wert bekam das Wasser also Trinkwasserqualität!

An der Eidgenössischen Technischen Hochschule in Lausanne hat ein internationales Team von Wissenschaftlern die Wirkung der Moringa-Samen unter die Lupe genommen. In aufwendigen Tests wurde ein Verfahren entwickelt, um das für die Reinigungskraft entscheidende Protein zu extrahieren und seine spezifische Wirkung zu analysieren. Die Erforschung dieser Wirkung hat gezeigt, dass die zerkleinerten Samen Wirkstoffe enthalten, die die herkömmlichen chemischen Flockungsmittel in der Wasseraufbereitung ersetzen könnten. Erste Tests in einem Labor verliefen so erfolgreich, dass daraus tatsächlich ein neues Produkt zur Wasseraufbereitung entwickelt werden könnte. Ziel ist die Entwicklung eines Flockungsmittels auf natürlicher Basis, das einfach in der Herstellung ist und dieselbe Wirkung hat wie ein chemisches Mittel. Der Moringa-Wirkstoff bindet die Schwebepartikel, die sich im verschmutzten Wasser befinden, zu Flocken, die

---

3 Bitte sprechen Sie zuerst mit Ihrem Arzt oder Heilpraktiker, wenn Sie nicht sicher sind, ob dies gut für Sie ist.

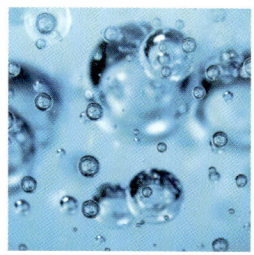

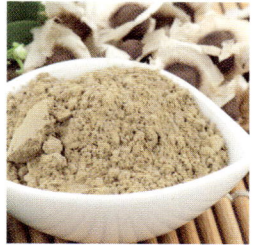

dann durch die Schwerkraft auf den Grund sinken. Kernstück dieses neuen Produktes ist jedoch keine Magie, sondern ein Molekül, das von den Forschern entschlüsselt wurde. Moringa könnte so zu einem natürlichen Mittel zur Trinkwasseraufbereitung werden. Es ist billig, wächst schnell nach, ist absolut umweltverträglich und hat sogar noch eine antibakterielle Wirkung. Damit wird das Wasser gleich teilweise noch sterilisiert.

## Moringa – die Wunderwaffe gegen antibiotikaresistente Bakterien?

Weltweit forscht man heute nach natürlichen Wirkstoffen, die einerseits für den Menschen unbedenklich sind, andererseits aber doch die Fähigkeit besitzen, gefährliche Bakterien zu zerstören. Das ist der entscheidende Punkt.

Die desinfizierende Wirkung des Moringa-Wirkstoffes weckte daher ebenfalls das Interesse der Mikrobiologen an der Hochschule Lausanne. Könnte Moringa auch gegen antibiotikaresistente Bakterien wie Staphylokokken Wunder wirken? Verschiedene Dosierungen des Moringa-Wirkstoffes wurden einer Lösung mit Staphylokokken beigemischt. 24 Stunden waren die Bakterien in einem Brutschrank, und das Ergebnis war verblüffend. Der Labortest wurde an verschiedenen Bakterien durchgeführt, und das Resultat war immer dasselbe: Wo der Wirkstoff des Wunderbaumes beigemischt worden war, hatten Krankheitserreger wie Staphylokokken, Streptokokken und Legionellen keine Chance. Ohne Moringa vermehrten sich die Bakterien in der Petrischale ungehindert. Doch schon kleinste Dosierungen Moringa dezimierten die Mikroorganismen effizient. Das gleicht einer Sensation. Moringa hat somit ein enormes Potenzial für die Trinkwasseraufbereitung und ist ein Hoffnungsträger für eine bezahlbare Lösung vor allem für die unterentwickelten afrikanischen Länder.

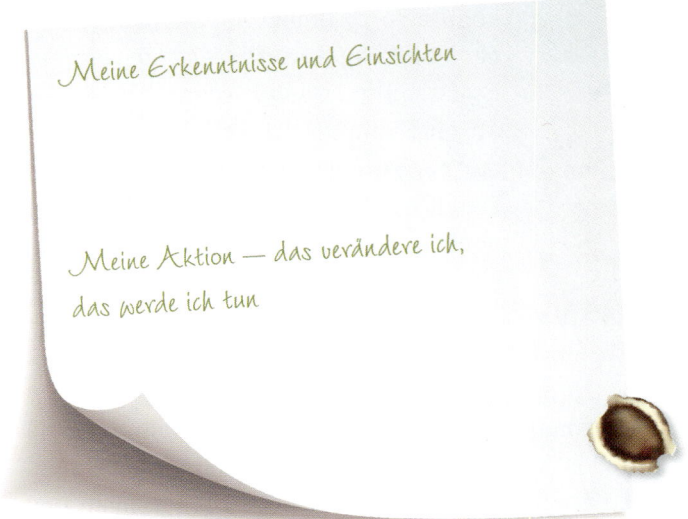

*Meine Erkenntnisse und Einsichten*

*Meine Aktion — das verändere ich, das werde ich tun*

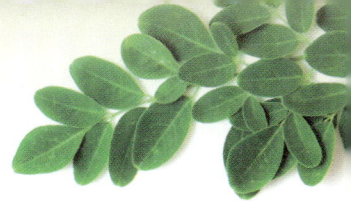

# Machen Sie *Moringa* zu Ihrem täglichen Begleiter!

Wenn ich auf Reisen bin und nur wenig mitnehmen kann, habe ich zumindest immer eine Tüte mit Moringa-Samen bei mir. Ich

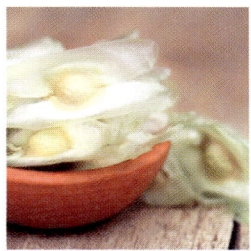

beginne mindestens 2–3 Mal pro Woche meinen Tag mit einer Tasse Moringa-Tee. Danach kaue ich für eine halbe Stunde auf einem Moringa-Samen herum und trinke währenddessen einen halben Liter stilles Wasser. Probieren Sie es aus, es lohnt sich!

Sie können das wie folgt machen: Schälen Sie den Samen, und befreien Sie ihn von der dickeren braunen Hülse. Sie haben dann einen rund 5 mm kleinen, weißen Samen in der Hand, den Sie am besten unter die Zunge legen. Meist mache ich dies morgens, wenn ich zum Joggen gehe, und habe ihn dabei eine halbe Stunde lang im Mund. Der Geschmack ist mehr süßlich als bitter. Ich speichle den Samen so lange ein, bis er in sich zusammenfallen möchte. Als ich meinen ersten Moringa-Samen aß, hatte ich das Gefühl, einen kleinen »Rausch« davon zu bekommen, der für mich so ähnlich war wie das Erwachen der Kundalini-Energie nach einer intensiven Chakren-Meditation. Wenn sich der süße Geschmack langsam in Ihrem Mund ausbreitet, während Sie immer wieder stilles Wasser dazu trinken, kommt dies einem unglaublichen Geschmacksorgasmus gleich, der nicht mehr enden will. Ich erfuhr dieses »erste Mal« in völliger Glückseligkeit und hatte das Gefühl, dass sich das ganze höchste Bewusstsein des Moringas in meinen Körper ergießen wollte. Und nicht nur das: Ich hatte mir vor meinem ersten Moringa-Samen-Erlebnis aus Gewohnheit noch eine leckere Tasse Kaffee zubereitet. Den konnte ich nach dem Genuss des Moringa-Samens nicht mehr anrühren. Es war, als ob in meinem Körper eine Art Reinheitsverlangen entstanden war. Ich selbst bezeichne dies aus spiritueller Sicht als eine Art von Rückverbindung mit dem Höheren Nahrungsbewusstsein, das in diesem Moment meiner Körperintelligenz und dem Nervensystem ein klares »Nein« vermittelte. Als ich kurz in den Spiegel schaute, sah ich, dass meine Augen regelrecht leuchteten, und ich wusste in diesem Moment: Moringa ist mehr als eine normale Pflanze. Wenn Sie Freude daran haben, ganz in diesem Gefühl und dem Erleben aufzugehen, kann ich Ihnen nur raten: Probieren Sie es aus!

## Das macht Moringa zu einem echten Super Food

Bevor ich Sie mit den Inhaltsstoffen der Pflanze der Superlative überraschen möchte, sollten wir noch klären, was es überhaupt bedeutet, die Auszeichnung »Super Food« zu bekommen. Im Allgemeinen können Sie davon ausgehen, dass ein Super Food durch den Verzehr Folgendes bewirkt:

- Es heilt entzündliche Prozesse im Körper.
- Es wirkt sich positiv auf die Blutzirkulation aus.
- Es wirkt präventiv gegen Krebs und bringt entartete Zellen wieder ins Gleichgewicht.
- Es sorgt für gute Gesundheit von Herz und Gefäßen.
- Es repariert die Zellen und unterstützt die Wundheilung.
- Es wirkt entgiftend.
- Es enthält essenzielle Fettsäuren.
- Es verleiht auf Dauer wieder volle Sehkraft.
- Es wirkt einer allgemeinen Erschöpfung und Müdigkeit entgegen.

- Es fördert die Gesundheit des Magen-Darm-Traktes und der Verdauung.
- Es sorgt für ein gesundes Wachstum und eine gute Entwicklung des Körpers.
- Es sorgt für hormonelle Balance.
- Es wirkt ausgleichend auf den Blutdruck.
- Es sorgt für mehr Widerstandskraft.
- Es sorgt für höhere mentale Klarheit.
- Es verbessert ganz allgemein das Wohlbefinden.
- Es versorgt den Körper mit hochwertigen Proteinen.
- Es sorgt für reine Haut.
- Es behebt Mangelzustände des Vitamin- und Mineralstoffhaushalts.
- Es unterstützt das Erreichen des persönlichen Idealgewichts.

Und nach allem, was ich heute über Moringa weiß, bleibt mir nur eines zu sagen: Ja, Moringa ist ein Super Food!

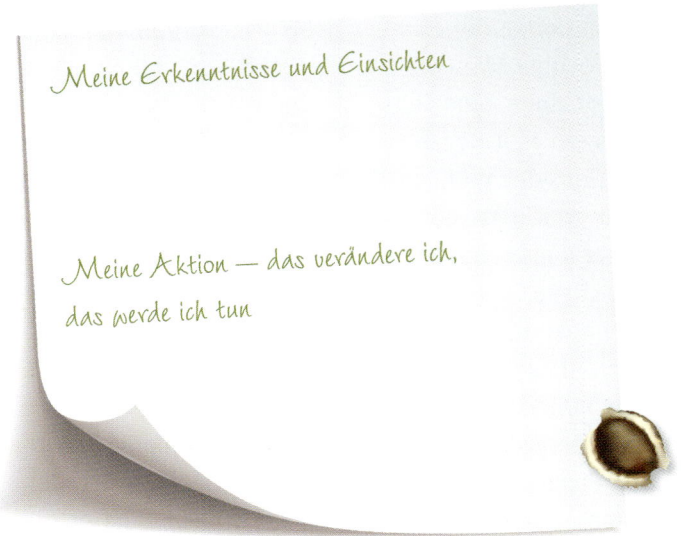

*Meine Erkenntnisse und Einsichten*

*Meine Aktion — das verändere ich, das werde ich tun*

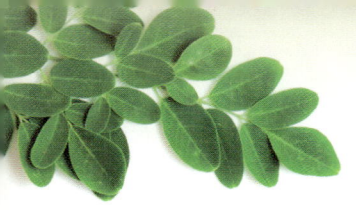

# Moringa – *die Lösung* für das Welthungerproblem?

In den letzten 20 Jahren ist die Zahl der Hungerleidenden auf unserer Erde um knapp ein Viertel gesunken. Immerhin. Doch es stellt sich natürlich immer noch die Frage, wie wir den ca. 850 Millionen unterernährten Menschen auf unserer Erde helfen können. Kann Moringa dazu einen Beitrag leisten? In den meisten Regionen der afrikanischen Länder ernähren sich die Menschen z. B. meist von Maisbrei, der natürlich satt macht. Doch Mais ist nicht gerade berühmt für seine vielen guten Inhaltsstoffe. Wäre es nicht großartig, wenn in Zukunft die gesundheitsfördernden Inhaltsstoffe für einen Großteil dieser unterernährten Welt auf Afrikas Bäumen wachsen könnten? In den Ländern, in denen der Hunger groß ist, kann die gezielte Nutzung von Moringa Mangelzustände tatsächlich lindern. Wir wissen, dass Moringa eine extrem schnell wachsende Pflanze ist und dass ein Moringa-Bauer das ganze Jahr über ernten kann. Das ist eines der Wunder dieser Pflanze. Zudem benötigt der Baum sehr wenig Wasser – und was Moringa aus diesem wenigen Wasser macht, haben Sie ja schon erfahren. Es scheint also, als wäre diese Pflanze die perfekte Ergänzung zur eher eintönigen Ernährung in den afrikanischen Ländern. Moringa ist, wenn Sie ihn frisch ernten, unglaublich vielseitig verwendbar. Sie zupfen einfach die Blätter ab und mischen sie unter das Essen. Doch selbst in getrockneter Form ist und bleibt Moringa das Super Food schlechthin. Während meiner Recherchen zu diesem Buch habe ich von einem afrikanischen Dorf erfahren, in dem für die Kinder am Tag zwei Mahlzeiten mit Moringa zubereitet werden. Die frischen Blätter kommen in den Salat oder werden mit einem Brei aus Reis, Mais und Roter Bete vermengt. Moringa ist eine Pflanze, die zuvor in diesem Dorf unbekannt war, doch nun hochgeschätzt wird, da die Kinder, seitdem sie damit ernährt werden, viel gesünder sind. Mitarbeiter von afrikanischen Hilfsprojekten berichten davon, dass Kinder durch nur drei Esslöffel Moringablatt-Pulver pro Woche deutlich gekräftigt wurden. Noch ist dies nicht so bekannt, doch es scheint sich langsam herumzusprechen, und immer mehr Dörfer erfahren von dieser Pflanze. Die Menschen dort sagen: »Wenn du Moringa anpflanzt, dann ist es so, als hättest du den ganzen Supermarkt im Garten.« Und das stimmt. Ein Professor eines bekannten deutschen Tropenzentrums erklärte, dass der Moringa-Baum außerordentlich hilfreich gegen ernährungsbedingte Krankheiten ist und bei Unterernährung und gerade auch bei westlicher Fehl- und Mangelernährung wahre Wunder vollbringen kann. Mir ist es immer noch ein Rätsel, warum so wenige Menschen davon wissen, und es ist mein innigster Her-

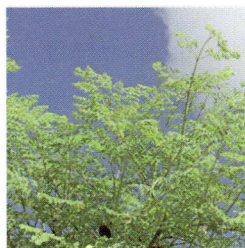 zenswunsch, dazu beizutragen, Menschen zu vermitteln, dass noch so viel unentdeckt ist, was die Natur uns anbietet. Also werfen wir nun einmal einen Blick auf die beinahe unglaublichen Inhaltstoffe dieser Wunder wirkenden Pflanze.

## Obst und Gemüse verlieren an Qualität

Die moderne Landwirtschaft macht das Obst und Gemüse für das Auge anziehender, macht es schön und schafft somit viele optische Kaufanreize. Form und Farbe sind wie genormt, Äpfel haben keine Flecken, die Karotten sind alle gleich lang, der frische Spinat leuchtet in appetitlichem Grün. Ist das ein Fortschritt, oder stellen wir uns damit selbst ein Bein? Denn wenn wir andererseits die Quantität der Inhaltsstoffe von Obst und Gemüse mit der vor 50 Jahren vergleichen, hat diese erheblich abgenommen, wie eine Studie des Ernährungswissenschaftlers David Thomas aus Sussex beweist. Ein dramatischer Rückgang von Mineralien und Spurenelementen, der bei manchen Sorten bei weit über 50 % liegt, ist die Folge. So sank z. B. der Anteil an Kalzium in Brokkoli um rund 75 %. Für Veganer, die keine Milchprodukte essen und ihre Nährstoffe einzig aus Pflanzen holen, ist die Kalziumversorgung damit noch schwerer geworden. Bei Spinat nahm der Eisengehalt um durchschnittlich 60 % ab. Durch Kunstdünger wird das Wachstum der Pflanzen gestört, die Böden sind ausgelaugt. Gerade deswegen ist es so wichtig, eine gute Alternative zu kennen, sodass die Vitalstoffanforderungen des Körpers wieder bedient werden. Viele Menschen sterben an Herzkrankheiten und Krebs. Der Rat der Ärzte lautet, mehr Obst und Gemüse zu essen. Doch was hilft uns das, wenn wir Pflanzen verändern, die uns ursprünglich mit Nährstoffen versorgten, diese aber jetzt kaum noch enthalten? Wir brauchen ein natürliches, gesundes und vitalisierendes Super Food, eine neue Pflanze, die auf vernünftige Weise angebaut und verarbeitet wird. Diese Rolle kann ohne jeglichen Zweifel Moringa erfüllen.

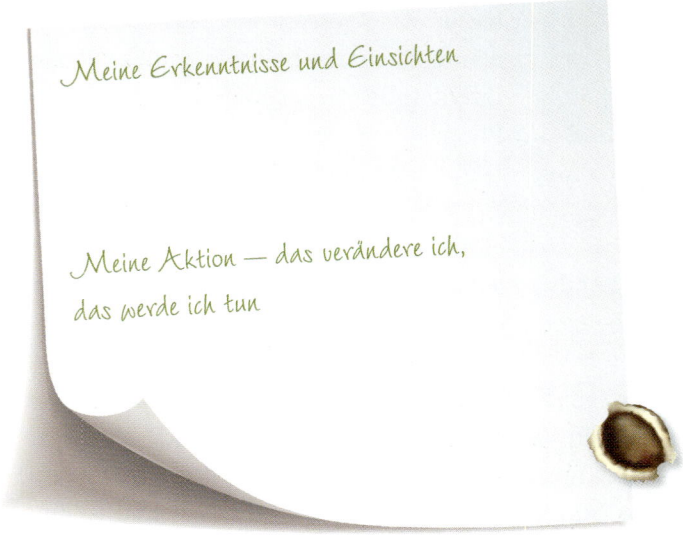

Meine Erkenntnisse und Einsichten

Meine Aktion — das verändere ich, das werde ich tun

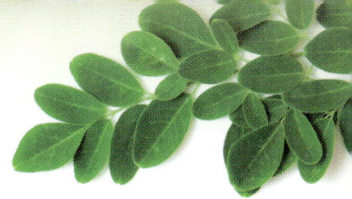

# Die Pflanze der *Superlative* auf einen Blick

- 2 x so viele Proteine wie Soja
- 4 x so viel Vitamin E wie Weizenkeime
- 4 x so viel Provitamin A wie Karotten
- 5 x so viel Folsäure wie Meeresalgen
- 7 x so viel Vitamin C wie Orangen
- 15 x so viel Kalium wie Bananen
- 17 x so viel Kalzium wie Kuhmilch
- 25 x so viel Eisen wie Spinat
- 46 Antioxidantien
- eine Vielzahl an Polyphenolen
- alle essenziellen Aminosäuren
- Omega-3-, -6- und -9-Fettsäuren
- unvergleichlich hohe Konzentration von Zeatin und Salvestrol
- 75 000 ORAC-Einheiten
- die höchste Konzentration an Chlorophyll aller bisher untersuchten Pflanzen

Der Gehalt an Vitalstoffen ist so hoch, dass bereits geringe Mengen des getrockneten Blattpulvers den empfohlenen Tages-

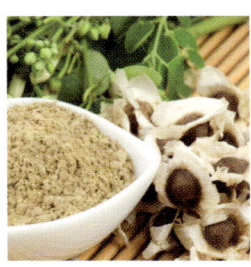

bedarf vieler für den Körper notwendiger Nährstoffe deckt. Die Kombination und Zusammensetzung der Inhaltstoffe des Moringa-Baumes sind so ausgewogen und einzigartig, wie es beinahe bei keiner anderen Pflanze vorkommt. Ich wage zu sagen, dass Moringa zu den vollkommensten Lebensmitteln gehört. Schauen wir uns also an, was dies konkret bedeutet.

## 2 x so viele Proteine wie Soja

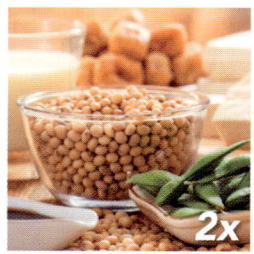 Vor allem diejenigen, die sich entschlossen haben, auf eine vegetarische Nahrung umzustellen und bisher ihre benötigten Proteine aus Fleisch und Fisch bezogen haben, stehen vor der Herausforderung, neue Quellen zu entdecken. Meist sind dann Sojaprodukte der nächste Schritt. Die Nahrungsmittelindustrie hat diesen Geschäftszweig erkannt, und es gibt mittlerweile in jedem einigermaßen gut sortierten Supermarkt große Regale mit allerlei Tofu- und Soja-Spezialitäten. Auch hier ist die Herkunft der Rohstoffe sehr wesentlich. Viele der großen Produzenten verwenden genmanipuliertes Rohmaterial, und diese Produkte sind sicherlich keine gute Wahl. Auch bei vielen alternativen Produkten gilt es, genau hinzusehen und zu prüfen, ob sie über einen hohen Ernährungs- und Gesundheitswert verfügen. Wer viel Soja-Eiweiß isst, sollte auch noch einen weiteren Gesichtspunkt berücksichtigen: Die Sojabohne hat einen sehr hohen Phytoöstrogen-Gehalt, und ein übermäßiger Verzehr davon kann zu einem massiven hormonalen Ungleichgewicht führen. Vor allem Männer benötigen von diesem weiblichen Hormon sicherlich kein Übermaß und sollten den Sojaverzehr sehr bewusst einschränken. Bei Männern über 40 sinkt ohnehin der Testosterongehalt, und zu viel Östrogen sorgt dann für innerliche, aber auch äußerliche weibliche Entwicklungen. Eine innere Reaktion ist, dass ein Mann mehr in sein Gefühl kommt und dadurch die Midlife-Crisis genährt wird – was an sich nicht so schlimm wäre, doch es geht hier vor allem um die äußeren Veränderungen wie z.B. Brustformung, Muskelabbau oder der bekannte

»40er-Bauch«. Es empfiehlt sich daher Moringa als eine gesunde Alternative. Zudem stellt er noch eine doppelt so hohe Menge an Proteinen wie Soja zur Verfügung. Vor allem für den Muskelaufbau oder als stärkenden Drink für zwischendurch empfehle ich den Moringa-Protein-Smoothie. Das Rezept dafür finden Sie im Rezeptteil.

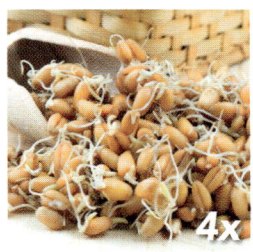

### 4 x so viel Vitamin E wie Weizenkeime

Vitamin E ist eines der essenziellen Vitamine, die wir also nur über die Nahrung aufnehmen können, weil unser Körper nicht in der Lage ist, es selbst zu produzieren. Es bedarf vieler guter Quellen. Weizenkeime und auch das frisch geerntete Weizengras gehören zu den herausragenden Vitamin-E-Lieferanten, doch Moringa schenkt uns die vierfache Menge davon. Dieses Vitamin hat gemeinsam mit den Vitaminen C und A eine antioxidative Wirkung und verringert somit auch das Risiko, dass sich Krebszellen in unserem Körper ausbreiten. Vitamin E unterstützt außerdem die Abwehrkräfte des Körpers und schützt unsere Gefäße vor Ablagerungen. Es beugt somit Arteriosklerose vor. Untersuchungen haben ergeben, dass nur etwa 50 % der deutschen Bevölkerung es schafft, den täglichen Vitamin-E-Bedarf über die Nahrung zu decken. Erwachsenen wird eine Zufuhr von mindestens 12–14 mg pro Tag empfohlen. Raucher und gestresste Menschen haben einen höheren Bedarf. Vitamin E kann nur von Pflanzen hergestellt werden – und das macht Moringa, neben dem Weizengras und hochwertigen pflanzlichen Ölen, zu einem perfekten Lieferanten dieses Vitamins, das für einen starken Körper sorgt. Beginnen Sie den Tag doch mit einem leckeren Moringa-Orangen-Smoothie, und fügen Sie diesem ein paar Tropfen Distelöl bei. Damit haben Sie

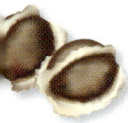

eine starke Basis gegen all die Einwirkungen, denen Sie im Alltag ausgesetzt sind.

## 4 x so viel Provitamin A wie Karotten

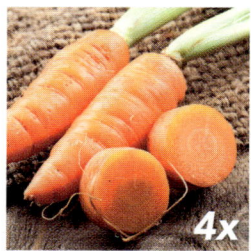

Vor allem für Vegetarier und Veganer ist das Provitamin A wesentlich, denn das fettlösliche Vitamin A kommt nur in tierischen Nahrungsmitteln vor. Allerdings ist unser Körper in der Lage, es aus dem Provitamin A, das eine Art Vorstufe zum Vitamin A ist, selbst herzustellen. Die sogenannten Carotinoide sind vor allem in orangefarbenen Obst- und Gemüsesorten zu finden und in grünem Blattgemüse, folglich auch in Moringa. Sobald das Provitamin A den Dünndarm erreicht hat, wird es gespalten und zu Vitamin A umgewandelt. Dieses Vitamin sorgt vor allem dafür, dass das Sehvermögen gestärkt wird. Pflanzen wie Karotten, Frühlingszwiebeln, Grünkohl und Spinat sind neben dem Moringa die besten Lieferanten des Provitamin A. Ein perfekter Snack für zwischendurch, um Ihren Körper mit der täglich benötigten Menge an Provitamin A zu versorgen, ist ein Moringa-Karotten-Saft. Das Rezept finden Sie im Rezeptteil.

## 5 x so viel Folsäure wie Meeresalgen

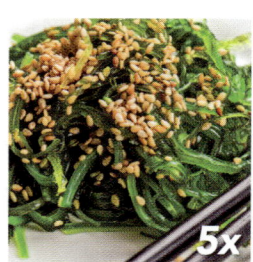

Das wasserlösliche Vitamin Folat, das wir Folsäure nennen, gehört zur Gruppe der B-Vitamine und ist besonders wichtig für eine gesunde Zellteilung. Das macht es für den menschlichen Körper sehr wichtig, weshalb wir ständig eine ausreichende Menge an Folsäure

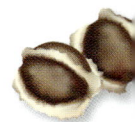

zur Verfügung haben sollten. Dennoch nimmt laut Studien 80 % der Bevölkerung zu wenig Folsäure zu sich, was auf eine »falsche« Ernährung bzw. den erhöhten Konsum von Alkohol zurückzuführen ist und oft zu Magen-Darm-Beschwerden führt. Da Folsäure in praktisch jedem Blattgemüse enthalten ist, empfehlen sich hier wieder einmal die grünen Smoothies ganz von selbst. Der Name Folsäure stammt vom lateinischen Begriff *folium* für Blatt, weil das Vitamin das erste Mal aus Spinatblättern isoliert wurde. Gute pflanzliche Folsäure-Lieferanten neben dem Moringa sind Meeresalgen, Spinat, Lauch, Brokkoli, Weintrauben und Sojasprossen. Wie wäre es mit einem leckeren Abendsmoothie aus Moringa, Lauch und grünen Algen?

## 7 x so viel Vitamin C wie Orangen

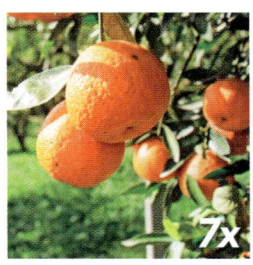

Das bekannte Vitamin C (auch Ascorbinsäure genannt) kommt in beinahe allen pflanzlichen Lebensmitteln vor. Unser Körper kann es nicht selbst produzieren, und es muss somit in ausreichender Menge aus unserer Nahrung absorbiert werden. Wir alle wissen, dass die Orange ein guter Vitamin-C-Lieferant ist, doch Moringa kann Ihnen die 7-fache Menge zur Verfügung stellen. Damit kann er sich zusammen mit den bekannten Vitamin-C-Bomben wie dem Sanddorn und der Hagebutte auf das Siegertreppchen stellen. Nur die Acerolakirsche übertrifft diese Vertreter mit einem noch höheren Vitamin-C-Gehalt. Der Mensch nimmt Vitamin C über die Mund- und Darmschleimhäute auf, kann es allerdings nicht speichern. Deswegen ist eine regelmäßige Aufnahme von Vitamin C maßgeblich für eine gute Versorgung des Organismus. Interessant ist die Tatsache, dass in der modernen alternativen Behandlung von Krebs extrem gute Erfolge mit einer hochdosierten intravenösen Gabe von Ascorbinsäure erzielt wurden. Der normale Tagesbedarf an

Vitamin C wird mit 100 mg bei einem gesunden Erwachsenen angegeben. Schwangere, Stillende und Raucher/-innen benötigen bis zu 150 mg pro Tag. Ärzte haben in der Krebstherapie teilweise 100 mg und mehr an reinem Vitamin C gegeben, und es wurden bahnbrechende Heilungen damit erzielt. Wie Sie Ihre Moringa-Vitamin-C-Bombe zubereiten können, erfahren Sie im Rezeptteil.

## 15 x so viel Kalium wie Bananen

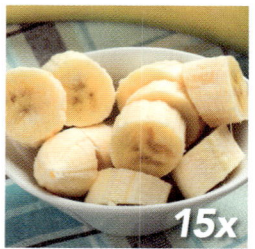

Auch viele der nicht-organischen Nährstoffe, die wir als Mineralstoffe bezeichnen, können nicht vom Körper selbst hergestellt werden. Hier benötigen wir ebenfalls viele gute Lieferanten. Da sie meist aus pflanzlichen Quellen kommen, fällt dies Veganern besonders leicht. Mineralstoffe beinhalten keine Energie und tragen deswegen nicht oder nur unbedeutend zum Energiestoffwechsel bei, haben jedoch einen wesentlichen Einfluss auf den pH-Wert der Nahrung. Zu den wichtigsten Mineralstoffen zählen Kalzium, Magnesium, Natrium und Kalium. Der tägliche Kaliumbedarf wird für einen Erwachsenen bei 2000 mg angegeben und kann vor allem durch Bananen, Trockenobst und Nüsse gedeckt werden. Kalium gehört zu den Elektrolyten, ist für den osmotischen Druck der Zellen verantwortlich und somit an der Regulation des Wasserhaushaltes beteiligt. Einen hohen Kaliumgehalt haben z. B. die bereits genannten Bananen, Himbeeren (ca. 170 mg), Avocados (450 mg) und Kakao (über 1900 mg). Der gegenüber Bananen 15-fache Kaliumgehalt von Moringa ist somit sehr außergewöhnlich. Eine überaus leckere Kombination, der Ihren Kaliumhaushalt auf Vordermann bringt, ist ein »Himbeerchoc meets Moringa«-Smoothie.

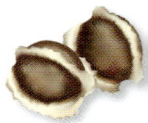

## 17 x so viel Kalzium wie Kuhmilch

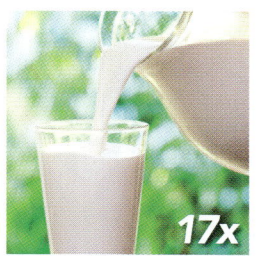

Kommen wir zum Mythos Kuhmilch. Immer noch wird uns von der Milchindustrie suggeriert, dass Milch und Milchprodukte die wichtigsten Quellen für Kalzium sind und wir lieber diese konsumieren sollten anstatt andere Quellen zu suchen. Doch viele Studien belegen mittlerweile das Gegenteil und lassen deutlich erkennen, dass zu viel tierische Produkte sich negativ auf unsere Gesundheit auswirken. Das in Florida ansässige Hippocrates Institute kümmert sich seit vielen Jahren um krebskranke Menschen im letzten Stadium. Menschen, die von der Schulmedizin längst aufgegeben wurden, werden dort sofort auf eine rein pflanzliche Diät umgestellt und ernähren sich quasi nur noch von Sprossen und Rohkost. Die Heilungsrate ist bahnbrechend, und die über 100 000 Untersuchungen am Blut der Patienten haben eindeutig bewiesen, dass der menschliche Organismus extrem positiv auf pflanzliche Nahrung reagiert. In den meisten Milchprodukten ist zudem eine viel zu hohe Konzentration von Pestiziden und Hormonen zu finden, die die Tiere über die Nahrung in der Aufzucht erhalten und die sich schädlich auf den menschlichen Körper auswirken. Pflanzen hingegen haben eine Art natürliches Säuberungssystem und nehmen mit ihren Haarfasern an den Wurzeln viel weniger Schadstoffe auf. Moringa, von dem Sie wissen, aus welcher Quelle er kommt, und der dazu noch unter ökologischen Gesichtspunkten wächst, wird Sie und Ihr Blut viel glücklicher machen. Die sogenannte »China Study«, die von T. Collin Campbell durchgeführt wurde, beweist erstmals wissenschaftlich, dass Milch ein Kalziumfresser ist und nicht, wie die Milchindustrie seit Jahrzehnten propagiert, ein gesunder Lieferant dafür. Bezeichnenderweise fördert gerade eine hohe Aufnahme von tierischem Protein, also auch von Milchprodukten, die Kalziumausscheidung, da tierische Eiweißquellen im Gegensatz zu pflanzlichen einen höheren Gehalt an schwefelhaltigen Aminosäuren und Natrium aufweisen. Bei den Abbauprozessen von tierischem Eiweiß entstehen natürlicherweise auch viele Säuren, und es besteht die Gefahr, dass der Körper schnell übersäuert. Die Säuren müssen unter anderem durch das Kalzium wieder neutralisiert und dann ausgeschieden werden. Ist dann nicht genügend freies Kalzium im Körper vorhanden, mobilisiert es der Körper aus den Knochen, wodurch diese geschwächt werden, was sogar zu Osteoporose führen kann. Glauben wir diesen wissenschaftlichen Studien, dann führt der Verzehr von Milchprodukten sogar zu einem Kalzium-Mangel. Wie dankbar können wir also sein, dass es eine pflanzliche Alternative gibt, die zudem 17 Mal so viel Kalzium zur Verfügung stellt wie Milch! Kombinieren wir Moringa mit Brennnesseln und Birnen, erhalten wir einen echten Kalzium-Booster, der dazu noch sehr lecker frisch schmeckt.

## 25 x so viel Eisen wie in Spinat

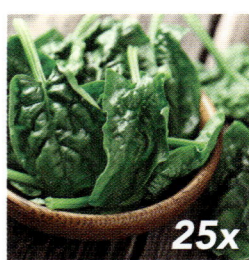

Eisen ist eines der lebenswichtigen Spurenelemente, das am häufigsten im menschlichen Körper vorkommt. Ungefähr 60 % davon befinden sich im roten Blutfarbstoff, dem Hämoglobin. Es spielt eine wesentliche Rolle bei der Sauerstoffversorgung. Eisen bindet als Bestandteil von Hämoglobin den Sauerstoff im Blut, der über die Lungen in den Körper kommt. Das Blut sorgt dafür, dass er zu allen Organen und in die Muskeln weitertransportiert wird. Zu wenig Eisen führt zu Blutarmut und somit zu einer Unterversorgung mit Sauerstoff. Eisenhaltige Lebensmittel sind u. a. grünes Gemüse. Ob es nun ein Mythos ist, dass Spinat besonders viel Eisen enthält, oder nicht: Moringa enthält rund 44 mg pro 100 g, mit einem Teelöffel Blattpulver decken Sie also 40 % Ihres Tagesbedarfs an Eisen. Das Spurenelement wird vom

Körper besonders gut verarbeitet, wenn auch genügend Vitamin C vorhanden ist, und somit wird Moringa noch wertvoller, da er beides in hohem Maße enthält. Dies ist vor allem für Vegetarier wichtig, die gut darauf achten müssen, genügend bioverfügbares Eisen zu sich zu nehmen, da pflanzliches Eisen im Allgemeinen schwerer als tierisches Eisen aufgenommen wird. Gerade für Kinder, die sich vegetarisch ernähren, ist somit eine ausreichende Eisenzufuhr sehr wichtig. Aus diesem Grunde gibt es für meine Kinder auch überall einen Löffel Moringa dazu. Wir machen Schokolade mit Moringa, und selbst als Moringa-Eis können Sie diese Wunderpflanze für Kinder »interessant« machen. Rezepte dazu finden Sie im hinteren Teil des Buches.

## 46 Antioxidantien

Antioxidantien sind die Schutzengel unserer Körperzellen. Sie bilden die Abwehr gegen sogenannte freie Radikale. Ist unser Körper nicht in der Lage, sich vor freien Radikalen zu schützen, folgen irgendwann viele gesundheitliche Beeinträchtigungen, denn freie Radikale können unseren Zellschutz funktionsuntüchtig machen. Je mehr Zellen auf diese Weise geschädigt werden, desto schlechter geht es dem Organ oder der Körperregion. Die Folge sind meist Entartungen der Zellen und somit u. a. fehlende Spannkraft in der Haut, Bluthochdruck, reduzierte Sehkraft, Schlaganfall, Demenz und Krebs. Genügend Antioxidantien im Körper zu haben, sollte also das Hauptziel einer gesunden Ernährung sein. Bereits ein einziges Antioxidans kann die Kettenreaktion der freien Radikale unterbrechen und auf diese Weise weitere Zellschäden abwenden – Moringa enthält 46 verschiedene Antioxidantien!

Freie Radikale können im Körper sowohl durch innere als auch durch äußere Einflüsse entstehen. Die Ernährung auf der Basis von Getreide, Milch, Fleisch und Junkfood liefert beinahe keine Antioxidantien – und das ist der Lebensstil vieler Menschen in der westlichen Welt. Weizen und Milch werden sogar als Volksdrogen bezeichnet. Ist es also verwunderlich, dass wir so viele chronische Krankheiten, so viele Fälle von Demenz und steigende Krebsraten haben? Weitere Faktoren sind der Einfluss von Chemikalien und Lösungsmitteln, die Luftverschmutzung, industriell verarbeitete Fette und Zucker, Lebensmittelzusätze wie Konservierungs-, Farb- und Aromastoffe, Rückstände von Pflanzenschutzmitteln wie Herbiziden, Fungiziden und Pestiziden, radioaktive und elektromagnetische Strahlung, übertriebene Sonnenbäder, Körperpflegestoffe aus synthetischen Rohstoffen sowie Alkohol, Medikamente, Drogen- und Zigarettenkonsum. Bei einem einzigen Zug an einer Zigarette sollen im Körper des Rauchers bis zu 1 000 000 000 000 000 (1000 Billionen) freie Radikale entstehen.

Es ist also dringend notwendig, etwas zu tun und Ihre Ernährung, aber auch Ihren ganzen Lebensstil zu verändern, um Ihrem Körper die Kraft zurückzugeben, die er benötigt, um ein langes, gesundes, vitales und glückliches Leben zu führen.

Ihr Körper ist durchaus in der Lage, ausreichend Antioxidantien in Form von Enzymen herzustellen, doch wenn die Enzyme durch rohe, nicht erhitzte Nahrung zugeführt werden, braucht er sie nicht in »schwerer Arbeit« herzustellen. Sehr antioxidantienreich sind dabei Lebensmittel wie Gemüse, Salate, Kräuter, Früchte und vor allem frische Sprossen, Wildpflanzen, Ölsaaten, Nüsse und naturbelassene Öle und Fette.

Beim Verzehr von Obst ist darauf zu achten, dass die Antioxidantien sich meist in oder direkt unter der Schale befinden. Es ist deswegen ratsam, diese mitzuessen und darauf zu achten, dass nur Früchte aus biologischem Anbau verwendet werden. Milchprodukte hindern viele Antioxidantien in ihrer Wirkung und sollten deswegen auch im Sinne einer antioxidantienreichen Ernährung am besten ganz weggelassen werden. Ein gutes Beispiel dafür ist z. B. die Schokolade. Wenn Sie rohe, unverarbeitete und zuckerfreie Schokolade verzehren, bekommen Sie den ganzen gesundheitlichen Vorteil. Sobald Sie aber Milchschokolade essen und diese mit raffiniertem Zucker gesüßt ist, bringen die sich im Roh-Kakao befindlichen Antioxidantien nichts mehr. Genauso verhält es sich mit den Kombinationen Obst und Joghurt, grüner Tee und Kuchen, Müsli und Milch, Salat und Joghurtdressing, mit Käse überbackenes Gemüse oder Gemüse in Crème Fraîche – es schmeckt lecker, doch es bringt Ihrem Körper nichts.

Probieren Sie doch einmal das wundervoll balancierende Hormon-Moringa-Frühstück aus. Es liefert nicht nur eine Menge an wichtigen Antioxidantien für Ihren Körper, sondern es gleicht darüber hinaus noch Ihr Hormonsystem auf natürliche Weise aus.

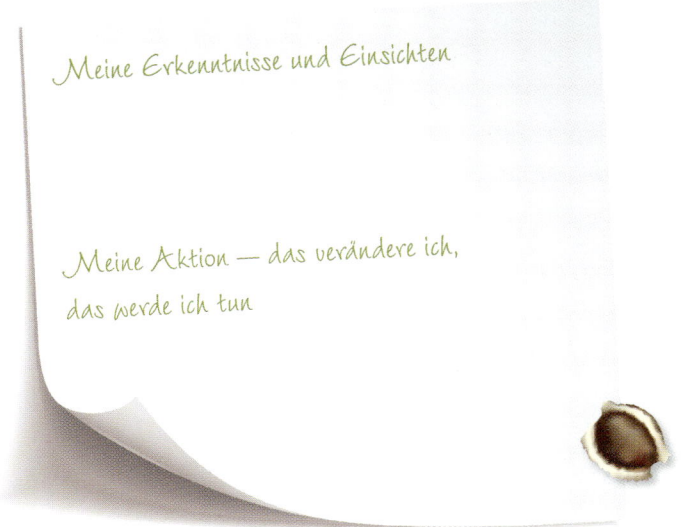

Meine Erkenntnisse und Einsichten

Meine Aktion — das verändere ich, das werde ich tun

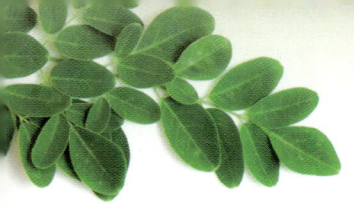

# Hormonbalance beim Essen

Ich möchte hier einen kurzen »Abstecher« machen und darauf hinweisen, wie wesentlich es ist, bei der Zusammenstellung der Nahrung auf die Ausbalancierung der Hormone zu achten.[4]

Das im Rezeptteil vorgestellte Hormon-Moringa-Frühstück ist deswegen so gut, weil es eine gute Verteilung bei der Aufnahme von Fett, Kohlenhydraten und Eiweiß gewährleistet. Dadurch bleibt der Blutzuckerspiegel länger in Balance als bei einem herkömmlichen Frühstücksbrot. Ihre Bauchspeicheldrüse muss dann weniger Insulin produzieren, wodurch Sie auch weniger müde werden und viel länger ein gesundes Sättigungsgefühl haben. Das Geheimnis für jede Mahlzeit ist also das richtige Verhältnis der Makronährstoffe (Kohlenhydrate, Fett, Eiweiß).

Hormone entscheiden, wie schnell und wo unser Körper Fett einlagert und wo es als Erstes wieder verschwindet. Wenn Ihr Hormonsystem also in einer guten Balance ist, dann hat Ihr Körper auch ein gesundes Gewicht. Es geht ganz und gar nicht darum, weniger zu essen, sondern das Richtige zu essen, sodass alles im Gleichgewicht ist. Die entscheidenden Hormone in Bezug auf eine Gewichtsveränderung sind Insulin, das

---

4  Die Balance kann auch durch die richtige geistige Haltung unterstützt werden. Auch Diabetiker können die Produktion von Insulin mental unterstützen. Wenn Sie diese einfache, aber sehr wirkungsvolle Methode interessiert, dann können Sie meine CDs »Diabetes« und »Hormonbalance« verwenden.

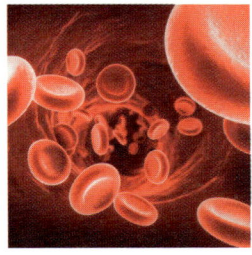

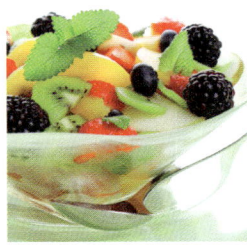

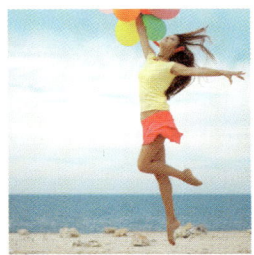

Schilddrüsenhormon Thyroxin, Östrogen, Testosteron, Cortisol, DHEA und Melatonin.

Die Hormonproduktion gerät dann außer Balance, wenn Sie sich falsch ernähren, sich zu wenig bewegen, Stress haben und übergewichtig sind. Gerade Stress, ob die Ursache nun mental, körperlich oder emotional ist, regt die Cortisol-Produktion an – und zu viel Cortisol führt wiederum zu Muskelabbau. Zu viel Stress sorgt auch für Insulinresistenz. Krafttraining ist deswegen eine wichtige Komponente für ein ausbalanciertes Hormonsystem. Gestresste Menschen, die abnehmen wollen, konzentrieren sich hauptsächlich auf Ausdauertraining, und der Muskelaufbau wird vernachlässigt. Das wiederum sorgt für dünne Gliedmaßen, aber eine Fettzunahme am Bauch.

Hier also ein paar Tipps, um neben der gesunden inneren Haltung auch bei der Ernährung einiges zu verändern, was zu einem ausbalancierten Hormonsystem führt:

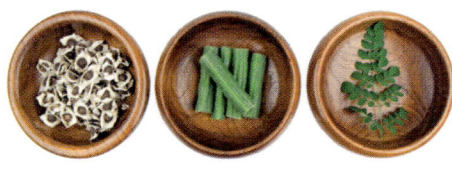

- Essen Sie das, was die Natur uns gibt. Je weniger verarbeitet ein natürliches Ausgangsprodukt ist, desto besser.
- Essen Sie keine schnellen Kohlenhydrate mehr. Wir unterscheiden schnelle, mittelschnelle und langsame Kohlenhydrate, abhängig davon, wie schnell der Zucker, der aus den Kohlenhydraten gewonnen wird, ins Blut gelangt. Streichen Sie also am besten Folgendes von Ihrem Speiseplan: weißen Reis, Kartoffelprodukte, Weizenprodukte, weißes Mehl, Knäckebrot, Haferflocken, Traubenzucker, weißen Zucker, Bier und feines Vollkornbrot, süßes Obst wie Äpfel, Birnen, Trauben.
- Fügen Sie Ihrer Ernährung mehr langsame Kohlenhydrate hinzu, also: Linsen, Erbsen, Bohnen, Vollkorn-, Kelp- oder Reisnudeln, Vollkornreis, rohe Schokolade, Pflaumen, Pfirsiche, Beerenobst und andere stärkearme Gemüse wie Brokkoli, Zucchini, Blumenkohl.
- Vermeiden Sie alles Zuckerhaltige (auch Honig).
- Nehmen Sie genügend essenzielle Fettsäuren in der richtigen Kombination zu sich. Omega-3, -6 und -9 müssen in einem ausbalancierten Verhältnis konsumiert werden, am besten durch Leinöl oder Behenöl (wird aus Moringa gewonnen). Vermeiden Sie Transfette.
- Hochwertiges Eiweiß ist wesentlich, bspw. ein gutes pflanzliches Reis-Protein.
- Essen Sie so wenig wie möglich Gluten.
- Konsumieren Sie viele Ballaststoffe.
- Trinken Sie viel Wasser, am besten stilles Quellwasser.
- Essen Sie viel rohe Nahrung: Salate und Rohkost.
- Jede Mahlzeit sollte Fett, Eiweiß und Kohlenhydrate in ausgewogener Menge enthalten.
- Machen Sie keine Hungerdiäten.
- Folgen Sie dem Rhythmus der Natur, und lernen Sie ihre Gesetzmäßigkeiten kennen. Vermeiden Sie helles und blaues Licht vor dem Schlafengehen, sodass genügend Melatonin produziert werden kann.

- Vermeiden Sie Stress, und machen Sie Entspannungsübungen (Meditationen).
- Bewegen Sie sich viel (mindestens 3 Mal pro Woche für 30 Minuten).
- Sorgen Sie dafür, dass Sie so viel natürliches Tageslicht wie möglich bekommen.
- Nehmen Sie gesunde Fette zu sich: Nüsse, Saaten, Kokos- und Olivenöl und, wenn Sie tierische Produkte zu sich nehmen, zusätzlich Eier und frische natürliche Butter.

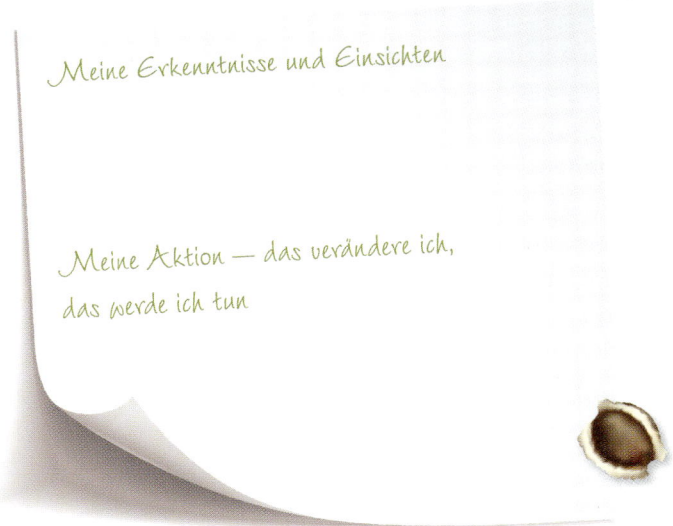

Meine Erkenntnisse und Einsichten

Meine Aktion — das verändere ich, das werde ich tun

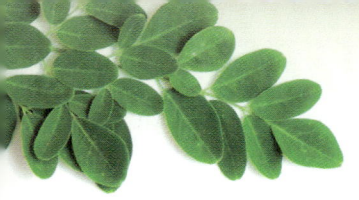

## Moringa – Lieferant für eine *Vielzahl* an Polyphenolen

Polyphenole sind sogenannte sekundäre Pflanzenstoffe, die es in sich haben. Sie haben ebenfalls eine stark antioxidative Wirkung auf den Körper und schützen die Zellen vor freien Radikalen. Die Polyphenole haben einen maßgeblichen Effekt auf die Farbe und den Geschmack eines Nahrungsmittels pflanzlicher Herkunft. Diese sekundären Pflanzenstoffe binden aber nicht nur freie Radikale, sondern hemmen auch viele Alterungsprozesse im Körper. Sie können den Blutdruck regulieren, Fettoxidation verhindern, Arteriosklerose vorbeugen und den Fettgehalt im Blut verbessern. Doch ein Zuviel der Polyphenole im Körper kann auch eine negative Wirkung hinterlassen. Hier gilt also wie bei so vielem: Die Dosis macht's. Ein normales Essverhalten wird jedoch niemals eine Überdosierung bewirken. Polyphenole sind weitgehend hitzestabil und kommen somit auch über die gekochte Nahrung in den Körper. Einige Lieferanten wie z. B. Tomaten entfalten übrigens erst gegart ihre volle Wirkung und geben die wertvollen Polyphenole aus den Zellwänden frei. Polyphenole kommen überwiegend in den Randschichten von Gemüse, Obst und Vollkorngetreide vor.

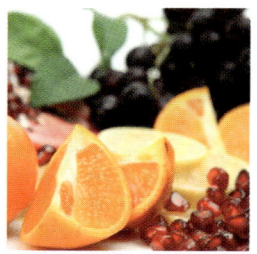

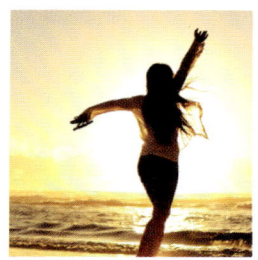

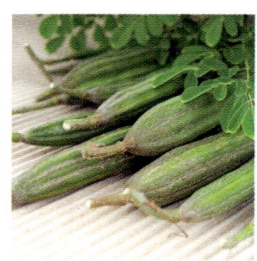

Besonders reich daran sind neben Moringa Grünkohl und frisches Beerenobst. Die Kombination dieser drei Super-Polyphenol-Lieferanten zaubert übrigens auch einen wunderbar wohlschmeckenden Moringa-Beeren-Grünkohl-Smoothie.

## Alle essenziellen Aminosäuren

Wir unterscheiden bei den Aminosäuren generell zwischen den nicht-essenziellen, den semi-essenziellen und den essenziellen Aminosäuren. Die nicht-essenziellen sind Aminosäuren, die Ihr Körper selbst produzieren kann. Die essenziellen Aminosäuren hingegen müssen in ausreichendem Maße über die Nahrung zugeführt werden, wobei die semi-essenziellen nur bedingt und unter manchen Umständen zugeführt werden müssen: wenn der Körper z. B. durch Stress, Rauchen, Schwangerschaft oder im Wachstum mehr beansprucht wird. Moringa ist ein perfekter Lieferant für alle essenziellen Aminosäuren.

Die insgesamt 8 essenziellen, 2 semi-essenziellen und 10 nicht-essenziellen Aminosäuren sind chemische Verbindungen und die Baustoffe von Proteinen. Stellen Sie es sich so vor, dass bei Nahrungsproteinen die Aminosäuren wie an einer Perlenkette aneinandergereiht sind. Während der Verdauung werden diese durch Enzyme gespalten und danach in körpereigenes Protein (Eiweiß) umgewandelt. Eiweiß ist ein grundlegender Nährstoff und ein Grundbaustein des menschlichen Körpers. Jedes Proteinmolekül wird aus verschiedenen Aminosäuren aufgebaut. Wie Sie wissen, spielt Eiweiß (bzw. die Aminosäuren) auch eine wichtige Rolle beim Muskelaufbau, da die Muskeln aus Eiweiß bestehen. Deswegen ist Moringa auch für Sportler eine sehr vitalisierende Alternative zu herkömmlichen Eiweißquellen und -Shakes. Die Aminosäuren werden jedoch nicht nur für den Muskelaufbau (Methionin und Leucin) benötigt, sondern auch für die Erneuerung von Gewebe. Nach dem Fitnesstraining mache ich mir oft einen Moringa-Protein-Smoothie, den ich mit leckeren Beeren kombiniere.

Die essenziellen Aminosäuren sind noch für eine Vielzahl anderer Prozesse im Körper verantwortlich. So sorgen sie neben dem Muskelaufbau auch für einen ausbalancierten Blutzuckerspiegel und transportieren diverse Botenstoffe an das

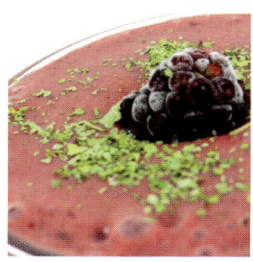

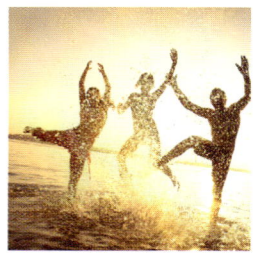

Gehirn (Valin). Mit der bekannten Aminosäure Tryptophan kann der Körper das Glückshormon Serotonin sowie das Schlafhormon Melatonin herstellen. Für den Erhalt des Muskel- und Bindegewebes ist die Aminosäure Lysin zuständig. Phenylalin kann die Bildung von Blutkörperchen (sowohl weiße als auch rote) sowie die Nierenfunktion unterstützen. Threonin kann vom Körper zu Glycin umgewandelt werden, das die Nerven beruhigt. Zudem wirkt Threonin unterstützend beim Aufbau der Knochen sowie bei der Bildung von Antikörpern, um das Immunsystem zu kräftigen.

Neben Moringa gibt es natürlich noch andere Super Foods, die hervorragende Lieferanten für die essenziellen Aminosäuren sind. Besonders hervorzuheben sind Cashewkerne, Papaya und Roh-Kakao. Weitere pflanzliche Lieferanten sind Linsen, Erbsen, Mandeln, Sojabohnen, Karotten, Tomaten, Spinat, Bananen, Orangen und Kürbiskerne.

## Omega-3-, -6- und -9-Fettsäuren

Wenn Sie dieses Buch lesen und sich für Nahrung und Ihren Körper interessieren, dann werden Sie sicherlich auch schon von den unterschiedlichen Fettsäuren gehört haben. Doch was ist das Besondere daran, und was unterscheidet sie? Unser Körper braucht zum Leben Fettsäuren, von denen er beinahe alle selbst herstellen kann. Es gibt jedoch auch zwei essenzielle Fettsäuren, also solche, die vom Körper nicht selbst produziert werden können und somit von außen zugeführt werden müssen. Und das sind die Omega-6-Fettsäure Linolsäure und die Omega-3-Fettsäure Alpha-Linolen-Säure. Am besten ist es, wenn die essentiellen Fettsäuren in einem ausgeglichenen Verhältnis im Körper vorhanden sind bzw. zugeführt werden. Moringa bietet ein für den Körper optimales Verhältnis dieser Fettsäuren. Am besten können sie ihre Wirkung auf den Stoffwechsel entfalten, wenn nicht mehr als viermal so viel Omega-6 wie Omega-3 auf dem Speiseplan steht. In einem üblichen Lebensstil ist jedoch genau dies meistens der Fall, und es wird oftmals die 10- bis 20fache Menge an Omega-6-Fettsäuren konsumiert, die vor allem in den meisten Salatölen, in Milchprodukten und rotem Fleisch enthalten sind.

Der Fokus sollte also auf den Omega-3-Fettsäuren liegen, da Sie die Omega-6-Fettsäuren meist sowieso ausreichend über den Konsum von Soja-, Mais- und Sonnenblumenöl bekommen, die beinahe in jedem weiterverarbeiteten Lebensmittel enthalten sind. Neben Moringa, der Ihnen ein gutes Maß an Omega-3-Fettsäuren liefert, können Sie diese in Form von Leinöl, Hanföl, Rapsöl und hochwertigem Olivenöl erhalten. Auch die Avocado ist ein perfekter Omega-3-Lieferant.

Die Omega-9-Fettsäuren werden von unserem Körper selbst hergestellt und müssen nicht mit der Nahrung zugeführt werden. Sie kommen aber auch vorwiegend in Oliven-, Erdnuss- und Avocadoöl und eben in Moringa vor.

## Die unvergleichlich hohe Konzentration von Zeatin

In Moringa ist 1000-mal mehr Zeatin enthalten als in anderen untersuchten Pflanzen. Das Zeatin ist ein Wachstumshormon der Pflanze. Der hohe Gehalt an Zeatin in Moringa ist der Grund dafür, dass dieser Baum so extrem schnell wächst. So ist ein ganz wesentlicher Vorteil von Moringa z. B. auch, dass er bei unterernährten Menschen zu einer schnellen Zunahme an Kraft und Gewicht beiträgt. Hierfür wird ebenfalls der hohe Zeatin-Gehalt von Moringa verantwortlich gemacht.

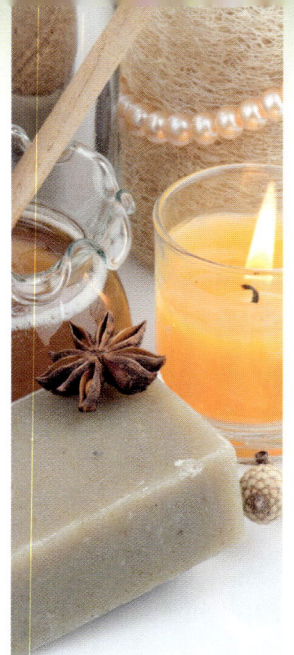

Zeatin ist ein Phytohormon, das erst vor Kurzem entdeckt wurde. Die Wissenschaft rätselte lange darüber, warum die vielen wertvollen Inhaltsstoffe des Moringa auch noch in einer so hohen Bioverfügbarkeit für den menschlichen Körper zur Verfügung stehen. Als versucht wurde, dem auf den Grund zu gehen, wurde der Botenstoff Zeatin gefunden, der heute mitunter auch als ein sehr bedeutender Anti-Aging-Stoff angesehen wird. Er sorgt dafür, dass viele Vitalstoffe erst richtig vom Körper aufgenommen werden können.

Neuerdings wird Zeatin auch in der kosmetischen Industrie entdeckt und als Mittel gegen Falten eingesetzt. Zeatin ist nämlich auch ein Antioxidans. Es verbessert die Zellregeneration, die Nährstoffversorgung und den Stoffwechsel. Weil die künstliche Herstellung nicht möglich ist und da Zeatin aus Pflanzen äußerst schwer zu synthetisieren ist, sind diese Produkte recht teuer.

Darüber hinaus ist Zeatin ein natürliches Zellschutzmittel. Es wirkt vorbeugend gegen viele Krankheiten, die im Gefolge von oxidativem Stress auftreten. Sehr effektiv wirkt es gegen die Hautalterung. Moringa ist mit seinem hohen Zeatingehalt auch ein Geschenk für Jugendliche in der Pubertät und für jede Frau in den Wechseljahren. Zeatin optimiert das Zellwachstum, den Stoffwechsel und den Energietransport. Diese hormonähnlichen Eigenschaften können helfen, den Hormonhaushalt auszubalancieren.

Übrigens: Alle Hobbygärtner, die ein natürliches schnelles Wachstum ihrer Pflanzen unterstützen wollen, können Moringa dazu gebrauchen. Eine spezielle Moringa-Zubereitung kann im Garten als Pflanzenanregungsmittel eingesetzt werden. Die enthaltenen Phytohormone und das Zeatin führen zu messbaren Ertragssteigerungen und einer besseren Gesundheit der Pflanzen. Passionierte Moringa-Farmer nutzen dieses Geheimnis natürlich auch für sich und für die Erde, in der sie ihre Wunderpflanze anbauen.

## Die unvergleichlich hohe Konzentration von Salvestrol

Viele wissenschaftliche Studien attestieren den Salvestrolen die Kraft, Krebszellen in ihrer Entwicklung zu hemmen. Was sie, sehr einfach ausgedrückt, tun, ist, dafür zu sorgen, dass die Tumorzellen eine Art Selbstmord begehen. Bei meinen Recherchen über diese Wunderpflanze bin ich auf eine interessante Tatsache gestoßen: Die Salvestrole lassen sich nur in biologisch angebautem Obst und Gemüse nachweisen, denn ein Anbau, bei dem Fungizide, Herbizide und Insektizide eingesetzt werden, übernimmt diese Schutzfunktion, und die Pflanze muss nicht selbst ums Überleben kämpfen. Allein deshalb ist es lohnenswert, nur unter biologischen Gesichtspunkten angebaute Nahrungsmittel zu essen. Salvestrole helfen nicht nur dabei, Krebserkrankungen vorzubeugen, sondern sie sollen den Krebs auch heilen. Bei meinen Recherchen über diesen wunderbaren Baum bin ich einigen Studien begegnet, die klar belegten, dass Krebspatienten, die unter inoperablem Krebs litten, allein durch die Umstellung auf biologisch angebautes Obst und Gemüse und der damit verbundenen Einnahme von Salvestrolen geheilt wurden. Ich werde später noch von verschiedenen Fallbeispielen berichten, wie Menschen durch die Nahrungsumstellung und der Einnahme von Moringa chronische und »nicht heilbare« Krankheiten wieder in den Griff bekommen konnten. Und dazu gehört auch das »Gespenst« Krebs. Ich bin von Herzen dankbar, dass es diese natürlichen Herangehensweisen gibt, um unseren Körper wieder in die Heilungskraft zu bringen, sodass er keine chemischen Medikamente benötigt. Ich bin mir sicher, dass es ohne Chemotherapie und Co gehen kann und wünsche mir so sehr, dass wir alle wieder in dieses Vertrauen zurückkehren können.

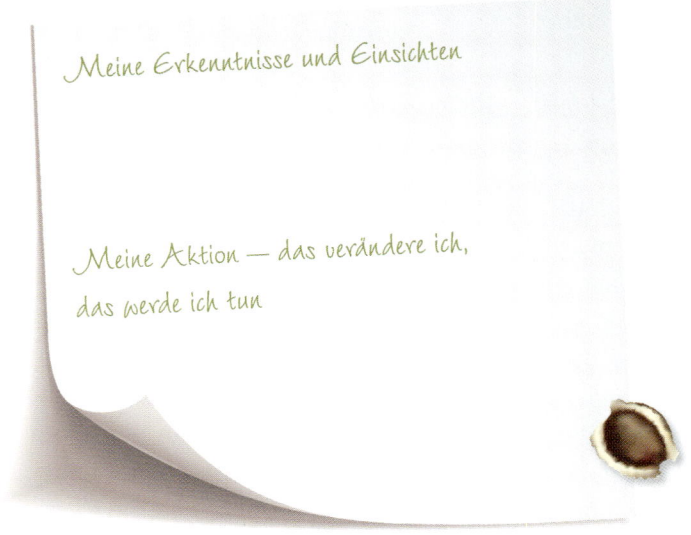

Meine Erkenntnisse und Einsichten

Meine Aktion — das verändere ich, das werde ich tun

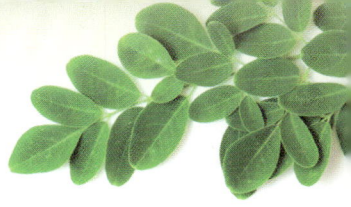

# 75 000 *und mehr* ORAC-Einheiten

Noch nie zuvor habe ich von einem Super Food gehört, das in solch hohen Mengen wie der Moringa verzehrt werden kann, ohne dass es der Gesundheit abträglich wäre, und das gleichzeitig einen solch hohen ORAC-Wert aufweist. Später werde ich noch darauf eingehen, welche anderen Super Foods hohe ORAC-Werte besitzen, doch nun möchte ich erst einmal auf leicht verständliche Weise erklären, was das genau bedeutet.

Eigentlich müsste der ORAC-Wert genauso bekannt gemacht werden wie der Kaloriengehalt von Nahrungsmitteln, denn er liefert für ein höheres Gesundheitsbewusstsein sehr wichtige Informationen. Dieser Wert gibt nämlich präzise an, welche antioxidative Wirkung ein Nahrungsmittel besitzt. Je höher der

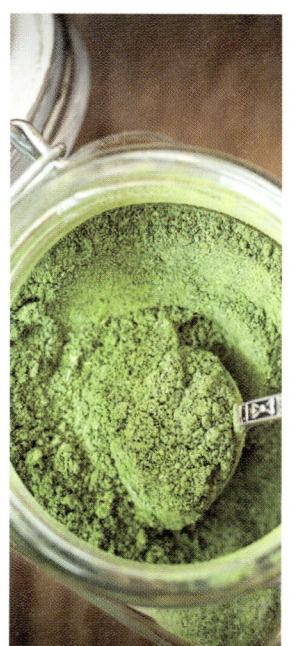

Wert ist, desto stärker ist die Kraft des Nahrungsmittels, den freien Radikalen entgegenzuwirken und somit Schädigungen der Zellstruktur zu verhindern, der Hautalterung vorzubeugen, das Risiko, an Krebs zu erkranken, signifikant zu verringern und das Immunsystem, vor allem im fortgeschrittenen Alter, in seiner Leistungsfähigkeit zu unterstützen. Kennen Sie die Aussage: »An apple a day keeps the doctor away«? Das soll heißen, dass Sie bei Verzehr von nur einem Apfel pro Tag schon sehr gesund leben. Das U.S. Department of Agriculture hat bei einem gewöhnlichen Apfel einen ORAC-Wert von 2500 gemessen. Sollte es also nicht besser heißen: Ein Löffel Moringa pro Tag, und Ihr Arzt wird arbeitslos? Das wünschen wir den Ärzten natürlich nicht, und wie ich kürzlich von einer Medizinstudentin erfahren habe, lernen Ärzte in ihrer Ausbildung nun endlich auch etwas über Ernährung. Auch hier ist also eine neue Entwicklung zu sehen, und ich wünsche mir sehr, dass wir dieser Entwicklung noch mehr Raum geben können.

ORAC steht für Oxygen Radical Absorption Capacity und wird in µmol TE/100g angegeben, also Mikromol Trolox-Äquivalent

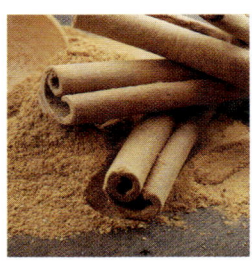

pro 100g, wobei Trolox ein Vitamin-E-Derivat ist. Doch viel wesentlicher ist, dass Sie einschätzen können, was das im praktischen Alltag in Bezug auf Ihre Ernährung bedeutet. Deswegen gebe ich Ihnen hier einen kleinen Überblick von einigen relevanten Nahrungsmitteln und deren ORAC-Wert, sodass Sie sich bei der Auswahl Ihrer Nahrung besser orientieren können.

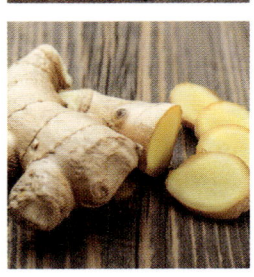

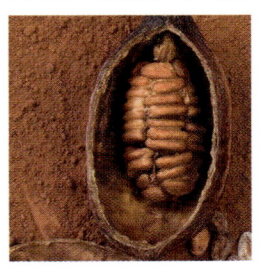

Von Fachleuten wird ein ORAC-Wert über 10000 Einheiten bereits als hoch eingestuft, und je mehr sie in Richtung des Wertes von Moringa (75000) tendieren, werden sie dann als »Super-Antioxidantien« bezeichnet. Basiswerte befinden sich zwischen 3000 und 5000, und die Tufts University in der Nähe von Boston gibt einen Wert von 5000 bis 7000 als »Grundversorgung« an. Seit ich meinen Lebensstil umgestellt habe und viele der »Super-Antioxidantien« zu meinen täglichen Nahrungsquellen gehören, kann ich von viel mehr Kraft, Energie, körperlicher Leistungsfähigkeit und weniger Schlafbedarf berichten. Ich habe meine tägliche ORAC-Grundversorgung weitaus höher angesetzt und würde Ihnen das ebenfalls empfehlen. Wählen Sie vorwiegend die folgenden Nahrungsmittel, und es wird Ihnen gelingen.[5]

## Gewürze und Kräuter

- frisches Basilikum – 4800
- frische Minze – 14000
- Chilipulver – 23000
- frischer Majoran – 27000
- Currypulver – 48000
- Muskatnuss – 70000
- Zimt – 130000

(Anmerkung: Muskatnuss und Zimt sollten nicht in größeren Mengen verzehrt werden!)

## Obst und Gemüse

- Bananen – 800
- Äpfel je nach Sorte – 2500 bis 3000
- Himbeeren – 5000
- Trockenpflaumen – 8000
- Cranberries – 9000
- wilde Blaubeeren – 9500
- Açaí-Beeren – 100000
- Süßkartoffeln (mit Schale gebacken) – 2100
- Knoblauch – 5500
- Ingwer – 15000

---

5 Quelle: USDA Database for the Oxygen Radical Absorbance Capacity (ORAC) of Selected Foods – Werte gerundet.

## Nüsse und Cerealien

- Frühstücks-Cerealien – 2800
- Mandeln – 4400
- Walnüsse – 13 500
- Pekannüsse – 18 000

## Süßes

- Milchschokolade – 1200
- rohes Kakaopulver – 55 000[6]

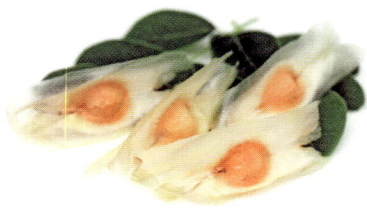

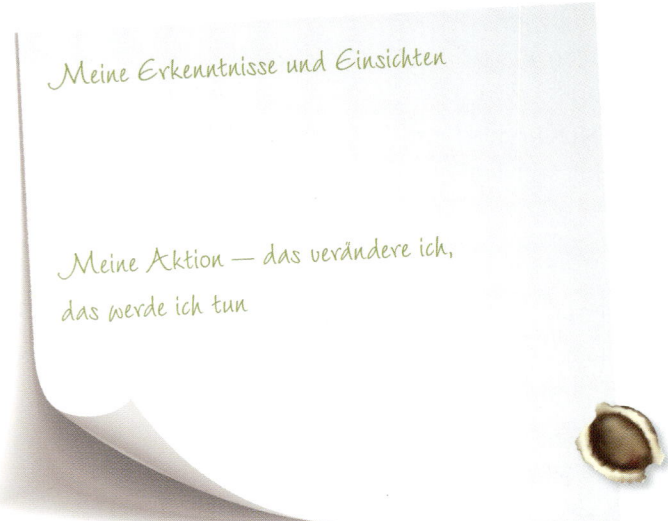

*Meine Erkenntnisse und Einsichten*

*Meine Aktion — das verändere ich, das werde ich tun*

---

6  Falls Sie Schokolade in Rohkostqualität selbst herstellen wollen, finden Sie viele inspirierende Rezepte und Hintergrundinformationen in dem Buch »Roh-Schokolade – Super Food und Aphrodisiakum« von Britta Diana Petri und mir.

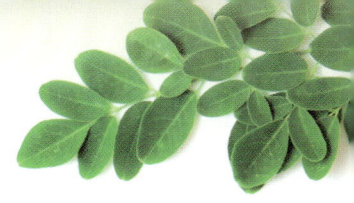

# Die *höchste Konzentration* an Chlorophyll aller bisher untersuchten Pflanzen

Die für mich stimmigste Beschreibung von Chlorophyll ist die Bezeichnung als flüssiges Sonnenlicht. Pflanzen nehmen Sonnenlicht auf und wandeln es in Energie um. Wenn Sie Pflanzen essen, nehmen Sie diese Energie, dieses Sonnenlicht, in sich auf. Es ist voller Sauerstoff und sorgt dafür, dass sich Ihre Zellen und Ihr Blut wieder damit auffüllen. Chlorophyll ist in der Lage, Ihre Organe zu reinigen, und zerstört sogar Schimmelpilze im Darm. Die wohl beste Möglichkeit, viel Chlorophyll zu sich zu nehmen, sind die grünen Smoothies, über die Sie sich informieren sollten, wenn Sie das nicht sowieso schon getan haben. Denn ein Nahrungsstil, der vor allem aus Blattgrün besteht, liefert Ihnen jede Menge Chlorophyll und bietet damit etliche gesundheitliche Vorteile.

Chlorophyll ist also dem menschlichen Blut sehr ähnlich und ist für die Pflanze das, was für uns das Hämoglobin des Blutes ist. Nur ein einziges Zentralatom im Blut ist dafür verantwortlich, dass es eine leichte Abweichung gibt. Das rote Blut der Menschen und das grüne Blut der Pflanzen regulieren beide die Sauerstoffversorgung. Es bringt Ihnen und Ihrem Körper daher vollkommene Vitalität, wenn Sie viel Chlorophyll zu sich zu nehmen. Moringa mit dem höchsten Chlorophyllwert aller bisher untersuchten Pflanzen hat daher eine sehr hohe Heilkraft. Einige Aspekte dieser Heilkraft des Chlorophylls sind:

- Es hat eine starke blutreinigende Wirkung und kann als natürliche »Bluttransfusion« gesehen werden.
- Es stärkt Ihr Immunsystem.
- Es reinigt die Nieren.
- Es beugt Krankheiten vor und hat die Kraft, Allergien zu heilen.
- Es macht Sie weniger anfällig für Infektionen.
- Wertvolle Nährstoffe werden von Ihrem Körper einfacher aufgenommen.
- Es reinigt Ihre Haut und hält Sie jung.
- Ihr allgemeiner Gesundheitszustand und Ihre Vitalität verbessern sich.
- Es reinigt den Dickdarm.
- Es hält oder macht Sie schlank, weil Sie durch einen hohen Chlorophyll-Gehalt im Blut weniger Lust auf Süßes haben und Sie sich automatisch gut ernähren.

Wenn Sie also Blattgrün in Smoothies verarbeiten, werden Sie viel schneller alle besonderen Nährstoffe daraus absorbieren können. Wenn ich auf Reisen bin, habe ich immer einen handlichen Mixer bei mir und natürlich eine Tüte Moringa-Pulver oder spezielle Moringa-Würfel, die bereits etwas Trockenobst enthalten. Mit ein wenig Wasser und ein paar Früchten habe ich somit einen schnellen und besonders vitalisierenden Snack für zwischendurch oder ein komplettes Frühstück. Sein hoher Gehalt an Chlorophyll macht den Moringa zu einem ganz besonderen Reisebegleiter, und Sie haben immer etwas »Grünes« bei sich.

## Chlorophyll und sein Einfluss auf den pH-Wert

Wie bereits erwähnt, sorgt Chlorophyll dafür, dass das Blut eine gute Sauerstoffversorgung erhält. Ein wichtiges Argument dafür, den Zellen genügend Sauerstoff zur Verfügung zu stellen, ist die Ausbalancierung des pH-Wertes, die dadurch erfolgt. Genügend Sauerstoff sorgt sogar für einen leicht basischen Wert. Der pH-Wert gibt an, wie das Verhältnis von Wasserstoff (sauer) und Sauerstoff (basisch bzw. alkalisch) ist und wird auf einer Skala von 0, sehr sauer, bis 14, sehr basisch, gemessen. Ein pH-Wert zwischen 7 (neutral) und 7,3 gilt als ideal für den Menschen.

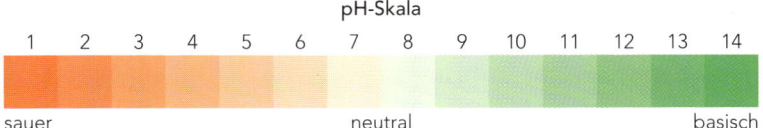

pH-Skala

| 1 | 2 | 3 | 4 | 5 | 6 | 7 | 8 | 9 | 10 | 11 | 12 | 13 | 14 |

sauer             neutral             basisch

Ein pH-Wert unterhalb von 7 verursacht einen Mangel an Sauerstoff in Ihren Zellen. In einem sauren Milieu können Krankheiten und vor allem auch Krebs sich viel einfacher entfalten. Zudem sorgt es auch für Übergewicht und ein frühes Altern. Wir kommen leicht basisch auf die Welt, doch durch zu wenig Bewegung, Stress und schlechte Ernährung werden die pH-Werte immer saurer.

Das Rezept für einen leicht basischen Körper ist viel Bewegung, wenig Stress, viel Ruhe und gesundes Essen mit vorwiegend basischen Nahrungsmitteln. Moringa und alle anderen grünen Blattgemüse, zusammen mit dem entsprechenden Obst und Gemüse, pH-neutralem stillem Wasser und Super Foods sind eine perfekte Möglichkeit, darauf einzuwirken.

Um über die Nahrung einen ausbalancierten pH-Wert aufrechtzuerhalten, empfehle ich Ihnen, darauf zu achten, 80 % wasserreiche Nahrungsmittel zu sich zu nehmen und mit 20 % Nahrungsmitteln mit einem qualitativ hohen Nahrungswert zu ergänzen. Letztere können z. B. Super Foods wie Moringa oder viele andere sein. Ich habe kürzlich den pH-Wert von Moringa-Tee gemessen: exakt 7. Sie sehen also, dass Moringa genau das bereithält, was Sie für Ihren Körper benötigen.

Vermeiden Sie, wenn möglich, Fleisch, Zucker, stark verarbeitete Nahrung, Milch, Joghurt, Kaffee und Alkohol, wenn Sie einen guten pH-Wert behalten oder wiedererlangen wollen. Es geht hier unbedingt um die Balance. Es macht also keinen Sinn, ein basisches Milieu anzustreben, denn dies bringt wieder andere Beschwerden mit sich.

Im Nachfolgenden möchte ich Ihnen noch ein paar Beispiele geben, wie Sie diverse Nahrungsmittel einschätzen können. Doch nicht nur die Nahrung macht Sie sauer, sondern auch Ihre Emotionen und Gedanken spielen dabei eine große Rolle. Stellen Sie sich also auch die Frage, was Sie in Bezug auf Ihre Nahrung, Ihre Gedanken und Ihre Emotionen verändern wollen, um Ihr Milieu auszubalancieren?

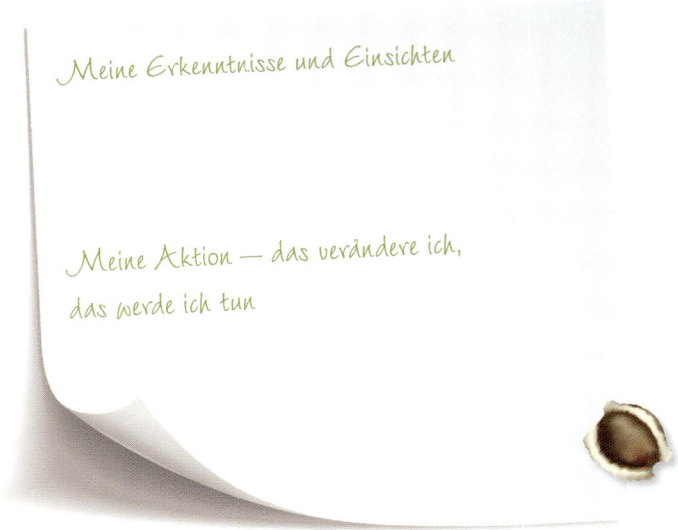

Meine Erkenntnisse und Einsichten

Meine Aktion — das verändere ich, das werde ich tun

## Basischer pH-Wert

*(Die meisten Nahrungsmittel werden saurer nach dem Erhitzen.)*

pH 10 (1000 x basischer): roher Spinat, roher Brokkoli, Artischocken, roher Spargel, Rotkohl, roher Bleichsellerie, Blumenkohl, Grünkohl, Gurken, Löwenzahn, Meeresalgen, Gerstengras, rohe Zwiebeln, Zitronen, Limetten, Rhabarber, Soja-Lecithin, Weizengras, Sojaschoten, Chia-Samen

pH 9 (100 x basischer): Avocado, grüner Tee, die meisten Salatsorten, rohe Zucchini, roter Rettich, Rote Bete, rohe Tomaten, Schnittbohnen, Petersilie, rohe Erbsen, rohe Aubergine, Alfalfa-Sprossen, Knoblauch, Zitronengras, Cayennepfeffer

pH 8 (10 x basischer): Rosenkohl, Endiviensalat, gekochter Spinat, gekochter Brokkoli, gekochter Spargel, frische Sojabohnen, weiße Bohnen, gekochte Erbsen, gekochte Aubergine, Grapefruit, rohe Mandeln, wilder Reis, Quinoa, Hefe, Leinsaatöl, Kokosmilch, Chicoree, Oliven, Paprika, Wasserkresse, weißer Rettich, Feldsalat

## Neutraler pH-Wert

*(Der pH-Wert des gesunden menschlichen Blutes liegt bei 7,3.)*

pH 7: Leitungswasser (meistens ist jedoch Chlor zugefügt, um die Bakterien zu bekämpfen), Olivenöl, Kürbiskerne, Sesam, rohe Ziegenmilch, Fenchelsaat, Sonnenblumenkerne, Lauch, Kokosnüsse und Kokosöl

## Saurer pH-Wert

*(Um einen Teil Säure im Körper zu neutralisieren, sind 20 Teile Base nötig.)*

**pH 6** (10 x saurer): frischer Süßwasserfisch, Macadamianüsse, Wassermelonen, Datteln, Linsen, Trauben, Pfirsiche, Dinkel, Haselnüsse, Kirschen, Orangen, Sojamehl, brauner Reis, Erdbeeren, Ananas, Paranüsse, Weizen, Pflaumen, Bananen, Papaya, Waldbeeren, Mangos, Kokosnuss, Stevia, Agave, Himbeeren, Walnüsse, die meisten stillen Industrie-Wässer

**pH 5** (100 x saurer): Honig, weißer Reis, Vollkornbrot, Reiswaffeln, gekochte Bohnen, Kartoffeln, Roggenbrot, Rohrzucker, Butter, Maisöl, Weißbrot, Ketchup, Leber, Weichkäse, Mayonnaise, Innereien, Milch und Sahne, Fruchtsäfte, Feigen, getrocknete Pflaumen, Sojadrink, Süßkartoffeln, Cashews, Kakao, getrocknete Tomaten, gekochter Mais, destilliertes und Osmosewasser

**pH 4** (1000 x saurer): Fruchtkonserven, Erdnüsse, Kaffee, Salzwasserfisch, Bier & Wein, Pistazien, industriell hergestellte Schokolade, Hühnchen und Eier, Frischkäse, Cranberrys, Hartkäse, Kuchen und Torten, Kandiszucker, Senf, Popcorn, raffinierter weißer Zucker, Tomatensoße, kohlensäurehaltige Getränke

**pH 3** (10 000 x saurer): Spanferkelfleisch, Kalbfleisch, Rindfleisch, Lammfleisch, schwarzer Tee, gesüßte Fruchtsäfte, Essig, Sojasoße, Alkohol, Nahrungsmittelkonserven, Tabakwaren, künstliche Süßstoffe, Milchshakes und Kakaodrinks, Limonaden und kohlensäurehaltige Getränke

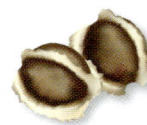

## Welche Rolle spielen dabei die Mineralstoffe?

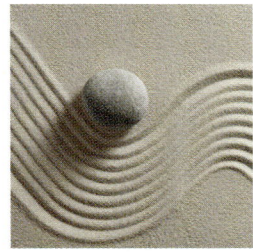

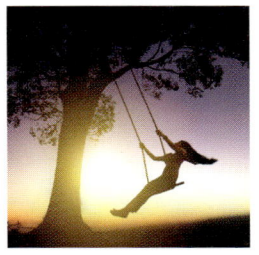

95 % der Aktivitäten des Körpers werden durch Mineralien in Gang gesetzt und nicht, wie viele glauben, durch Vitamine. Jede Zelle besteht aus mehr als 4000 Enzymen, die nur dann vollständig aktiviert werden können, wenn genügend Mineralien und Spurenelemente vorhanden sind. Diese wiederum sind natürlich nur dann vorhanden, wenn Sie sich entsprechend ernähren. Je höher also die Konzentration an Mineralien in Ihrer Nahrung ist, desto besser. Erhöhen Sie den Anteil mineralstoffreicher, roher und pflanzlicher Nahrung, werden Sie immer stärker und widerstandsfähiger. Der Mineralstoffgehalt eines Nahrungsmittels ist ausschlaggebend dafür, ob es ein basisches oder saures Milieu bildet. Nahrungsmittel, die reich an basischen Mineralstoffen sind, haben also eine balancierende Wirkung. Diese Mineralstoffe sind unter anderem Kalzium, Magnesium, Silicium, Eisen, Natrium und Mangan.

Doch natürlich sind auch saure Nahrungsmittel wichtig. Es geht, wie immer, um die gesunde Balance. Das heißt also, wenn Sie etwas Saures essen, dass Sie gleichzeitig auch daran denken müssen, einen Ausgleich durch etwas Basisches zu schaffen. Ein einfaches Grundrezept, um einem übersäuerten Körper vorzubeugen, ist, viel Chlorophyll zu sich zu nehmen. Das kann in Form von ein oder zwei grünen Salaten sein oder natürlich durch ein oder zwei Teelöffel Moringa. Ein frischer Gemüsesaft aus vorwiegend grünem Gemüse oder ein grüner Smoothie haben dieselbe Wirkung. Beides kann natürlich noch mit einem

Teelöffel Moringa oder anderen Supergreens, die eine hohe Chlorophyllkonzentration aufweisen, verfeinert werden.

Bei der Auswahl und Kombination von Smoothies aus Früchten ist es in Bezug auf einen ausgeglichenen pH-Wert enorm wichtig, darauf zu achten, eine gute Balance zwischen leicht saurem, basischem und pH-neutralem Obst zu haben.

- Leicht saure Früchte sind: Bananen, Avocado, Pflaumen, Datteln, Trauben.
- Basische Früchte sind: Oliven, Feigen, Papaya, Ananas, Grapefruit, Zitronen, Limetten, Mandarinen, Kirschen, Passionsfrucht, Kiwi und Blaubeeren.
- Neutrale Früchte sind: Melone, Apfel, Mango, Erdbeeren, Aprikosen.

Das Fazit ist: Essen Sie so viel wie möglich grüne Früchte und grüne Gemüse, um dem Körper das zu geben, wonach er wirklich verlangt. Er dankt es Ihnen mit einer basischen Vitalität und einem ausbalancierten und gesunden Leben.

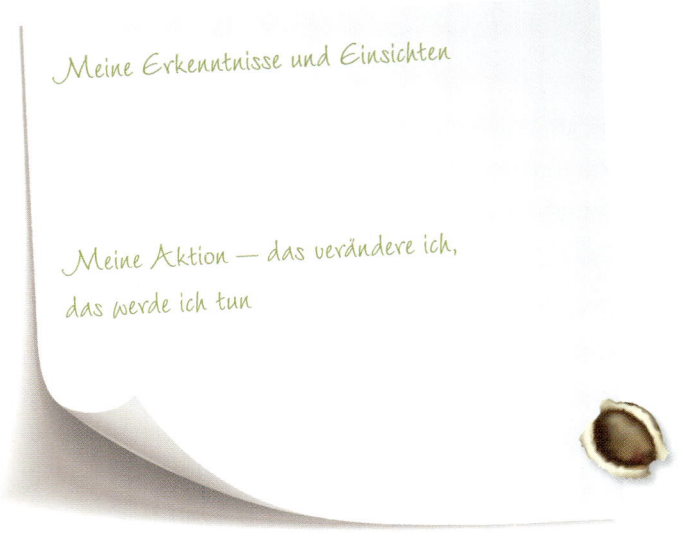

Meine Erkenntnisse und Einsichten

Meine Aktion — das verändere ich, das werde ich tun

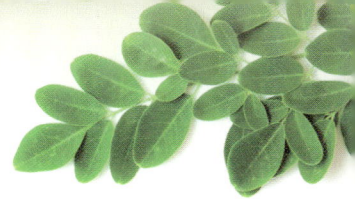

# Was muss ich *beim Kauf*
## von Moringa beachten?

Sie können an sich nichts falsch machen, denn Sie können bereits mit bloßem Auge und natürlich auch mit der Nase erkennen, welche Qualität der Moringa hat und wie gut die Verarbeitung ist. Moringablatt-Pulver oder auch der gröbere Blattschnitt für die Teezubereitung sollten ein helles und freundliches Grün aufweisen und leicht scharf nach Heu riechen. Erinnern Sie sich an einen Spätsommertag im Gebirge, wo Sie über eine vor ein paar Tagen gemähte Wiese gelaufen sind – genau so sollte guter Moringa riechen. Wenn das Pulver dagegen eher nach altem Stroh riecht, das bereits eine Saison im Stall eines Bauern lag, dann würde ich es meiden.

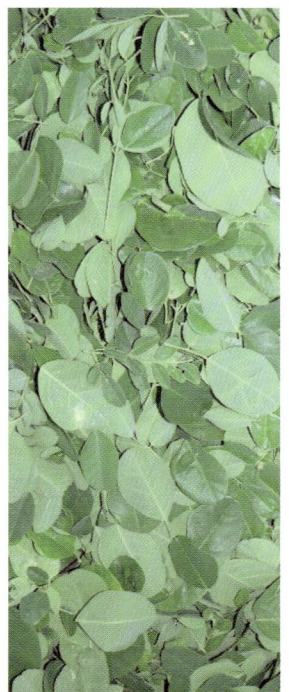

Achten Sie beim Kauf, und gerade bei Anbietern von »Billig-Moringa«, auf den Trocknungsgrad und die Trocknungsart. Moringa sollte, wie jedes Super Food in Rohkostqualität, nur unter 42 Grad Celsius und dunkel getrocknet werden. Der Schutz vor Kot von Tieren wie Vögeln, Mäusen und Ratten sollte selbstverständlich sein, doch nicht immer ist dieser auch gewährleistet. Der Trocknungsgrad sollte unter 10 %, besser sogar noch bei 5 % liegen. Dies bedeutet, dass so wenig Restfeuchte wie möglich enthalten ist, die bei der Lagerung zur Bildung von Schimmel und Bakterien führen kann. Moringa aus Billiglohnländern wie z. B. den Philippinen oder Indien enthält oft 30 % und mehr Restfeuchte und wird oft weder hinreichend vor Licht geschützt noch schonend genug getrocknet.

Sie können bereits mit bloßem Auge und am Geruch erkennen, ob die Moringa-Blätter gut verarbeitet wurden. Das Blattpulver sollte freundlich, hell und frisch grün sein sowie leicht scharf nach frischem Heu riechen. Wenn dies nicht der Fall ist, zeugt das von minderer Qualität, und es wurden möglicherweise auch mehr Äste als Blätter verwendet. Wie schon beschrieben, können Sie alles, was die Moringa-Pflanze liefert, ganz unbedenklich essen, doch auch hier gibt es natürlich Qualitätsunterschiede und vor allem geschmackliche Vorlieben. Die Äste eignen sich unter diesen Gesichtspunkten eher als Kompostmaterial oder als Tierfutter. Wenn Sie Tierhalter sind, dann erfahren Sie gleich mehr darüber, welchen positiven Einfluss Moringa auch auf Ihr Haustier haben kann.

Importe aus Indien und den Philippinen stammen oft aus Produktionsstätten, die Moringa zu Tierfutter verarbeiten oder als Material für Biogasanlagen produzieren. Viele Händler aus Europa kaufen aus solchen Quellen (oft unwissend) billig ein und verkaufen es dann als Qualitäts-Moringa, vor allem über das Internet. Aus Indien oder Thailand importierter Moringa liegt oft weit entfernt von den zugelassenen Richtwerten und ist als Lebensmittel ungeeignet. Ich persönlich bevorzuge europäischen, kontrollierten Qualitäts-Moringa, der speziell zu Lebensmittelzwecken angebaut wurde. Diese Moringa-Produkte zeichnen sich dadurch aus, dass sie einen sehr hohen ORAC-Wert, eine hohe Konzentration an Flavonoiden und einen hohen Vitamin-B12-Gehalt haben, 100 % pestizidfrei sind und die Schwermetall-Belastungen nahezu bei null liegen. Es ist selbstverständlich, dass auch keine Keime nachweisbar sein sollten.

## Wie dosiere ich Moringa richtig?

Moringa ist ziemlich stark in seiner Wirkung. Bei den meisten Menschen wirkt Moringa anfangs abführend. Das Senföl, das enthalten ist, kann gerade wenn Sie noch nicht an Moringa gewöhnt sind und wenn Sie sowieso einen empfindlichen Magen haben, zu leichten Reizungen führen. Es ist also wichtig, den Körper langsam an Moringa zu gewöhnen. Beginnen Sie mit einer Messerspitze. Diese Menge können Sie dann, immer gut auf Ihren Körper hörend, steigern. Die meisten Menschen, die Moringa konsumieren, nehmen täglich ca. 2–5 Gramm Blattpulver zu sich. Natürlich sind auch größere Mengen von bis zu 30 Gramm nicht schädlich, doch der Körper muss dem wirklich zustimmen. Ein gestrichener Teelöffel Moringablatt-Pulver sind ungefähr 2 Gramm. Mit einem gehäuften Teelöffel nehmen Sie ca. 3–4 Gramm zu sich. Am besten ist es, das Blattpulver mit Flüssigkeit oder auch mit Speisen zu vermengen. Es kann als Würze, in Smoothies und selbst in den Brotteig gegeben werden. Seien Sie auch hier kreativ!

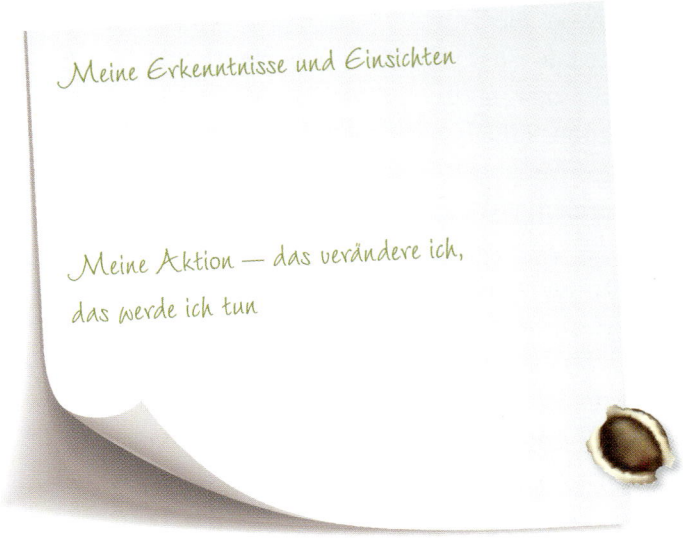

*Meine Erkenntnisse und Einsichten*

*Meine Aktion — das verändere ich, das werde ich tun*

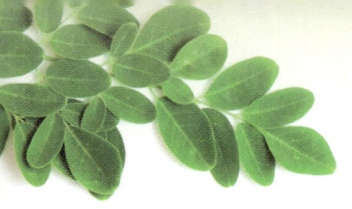

# Tiere und Moringa

Unser Kater Maya liebt Moringa. Er bekommt mehrere Male in der Woche einen halben Teelöffel groben Blattschnitt über sein biologisches Trockenfutter gestreut.

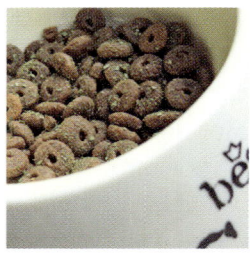

Für mich ist es selbstverständlich, dass ich meinen persönlichen Ernährungsstil auch meinen Lieben anbiete, und natürlich will ich auch, dass unser Kater dementsprechende Nahrung bekommt. Deshalb gebe ich ihm biologisches Katzenfutter, das frei von Pestiziden, Herbiziden und Fungiziden ist, denn so gewährleiste ich auch für ihn ein langes, gesundes und vitales Leben. Zu einer hochwertigen, natürlichen und ausgewogenen Gesundheitsprävention für unsere Tiere gehört für mich neben der gesunden Grundernährung auch die entsprechende Ergänzung. Was liegt näher, als auch ihnen mit Moringa eine artgerechte und darüber hinaus noch sehr preiswerte Gesundheitsfürsorge zu bieten? Tiere benötigen viel Eiweiß, und das bekommen sie durch die Gabe von Moringa ohne Zweifel.

Ich habe auch von Hunde- und Pferdehaltern gehört, die ihren Tieren regelmäßig Moringa geben. Arthritische Beschwerden, Morbus Addison, Ausschlag und Darminfekte lösten sich in Luft auf.

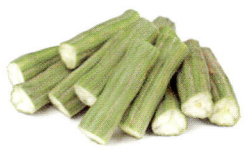

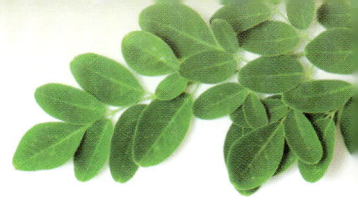

# Werden Sie *Moringa–Züchter* –
## Kann man Moringa selbst anpflanzen?

Ja, das können Sie! Eigentlich ist das ganz einfach. Nehmen Sie den Moringa-Samen, lassen Sie ihn in zimmerwarmem Wasser eine Nacht lang vorquellen, und setzen Sie ihn dann ca. 1 cm tief in die Erde. Meist beginnt der Moringa bereits nach 3–14 Tagen zu keimen. Moringa ist an sich sehr anspruchslos, wenn er genügend Liebe und Aufmerksamkeit erhält. Er mag es warm, benötigt einen sonnigen Standort und will keinen Zug bekommen. Kälte und Wind sind nichts für Moringa. Unter idealen Bedingungen wächst Moringa ca. 30 cm pro Monat, und Sie können schon bald die ersten Moringa-Blätter ernten und frisch snacken.

Ich möchte Ihnen hier noch eine etwas ausführlichere Anzuchtanleitung geben, sodass Sie jederzeit frische Blätter vom eigenen Moringa-Baum ernten können:

Brechen Sie die Schale des Samens vorsichtig mit dem Fingernagel auf, und entfernen Sie sie. Legen Sie den Samen für 10 Stunden in zimmerwarmes Wasser. Der Samen kommt anschließend in einen Anzuchttopf mit leicht angefeuchteter Erde. Am besten keimt er, wenn Sie ihn ca. 1 cm tief in die Erde stecken. Den Topf stellen Sie dann an einen warmen Ort. Am liebsten mag es der Moringa hell und 25–27 Grad Celsius warm. Eine Wärmematte unter dem Topf ist bei Moringa-Züchtern gebräuchlich. Die Keimung dauert 3 bis maximal 14 Tage.

Gratulation! Die kleine Moringa-Pflanze ist da. Doch sie verlangt von Ihnen eine ganz besondere Pflege, denn Sie wollen schließlich immer wieder viel Moringa ernten. Eigentlich ist Moringa eine ideale Topfpflanze, und Sie können den Anzuchttopf ins Zimmer, aber auch in den Garten, auf den Balkon oder die Terrasse stellen. Achten Sie jedoch darauf, dass die Pflanze keinen Frost abbekommt. Sie können schon recht bald die ersten Blätter ernten und als frischen Salat, Tee oder für andere Köstlichkeiten verwenden. Natürlich können Sie die Blätter auch trocknen und malen und mit diesem Blattpulver Ihre Speisen würzen.

Der Moringa-Baum wächst sehr schnell und soll regelmäßig geschnitten werden. Er ist sehr anspruchslos und benötigt nur wenig Wasser. Staunässe sollte unbedingt vermieden werden. Auch an den Boden stellt er keine großen Ansprüche, selbst auf minderwertigen Böden erreicht er sehr schnell eine stattliche Höhe. Wenn man ihn nicht stutzt, wächst er jährlich 3–5 Meter und kann bis zu 35 Meter erreichen. Als Nutzpflanze sollte er nicht mehr als 3–4 Meter erreichen. Durch das Schneiden können die Blätter und Samen leichter abgeerntet werden, und es fördert das Wachstum der Blattbüschel.

Der Moringa ist einer der am schnellsten wachsenden Pflanzen der Welt. Wenn man in einer kalten Gegend lebt, sollte der Moringa-Baum im Wohnzimmer oder Wintergarten überwintern, denn er verträgt keinen Frost. Stellen Sie die Jungpflanze an einen sonnigen Ort. Beim Umtopfen oder Umpflanzen sollten die Wurzeln nicht verletzt werden. Der Moringa ist an seinen Wurzeln sehr empfindlich und kann sonst eingehen. Pflanzen Sie ihn vorsichtig und mit dem gesamten Wurzelballen um. Wenn Sie mehrere Bäume pflanzen, lassen Sie

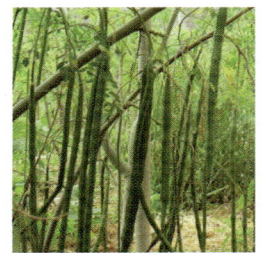

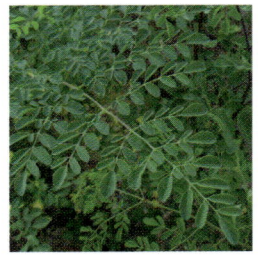

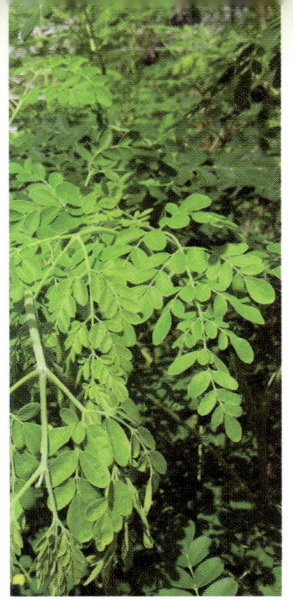

zwischen ihnen einen Abstand von 2–3 Metern. Auch Reihenpflanzungen sind möglich (als Hecke oder als Windschutz). Der Abstand der Pflanzen sollte dann 0,2–1 Meter betragen und zwischen den Reihen 1–2 Meter. Sobald der Baum eine Höhe von 60 cm erreicht, schneiden Sie 10 cm von der Spitze ab. Es bilden sich Seitentriebe, die, nachdem sie eine Länge von 20 cm erreichen, auf 10 cm zurückgeschnitten werden. Das wiederholen Sie dann noch zwei Mal bei den darauffolgenden Trieben. Dann kann der Baum einfach wachsen, ein jährlicher Rückschnitt auf die gewünschte Größe reicht aus. Scheuen Sie nicht davor zurück, ihn stark zu stutzen. Im kommerziellen Anbau werden Moringa-Bäume von 5 Metern Höhe auf ca. 1 Meter zurückgeschnitten.

Und den semi-professionellen Moringa-Bauern könnte auch Folgendes interessieren: *Moringa oleifera* wächst am liebsten auf Höhen unter 500 Metern über dem Meeresspiegel. Er liebt es sonnig. Dabei verträgt er viele unterschiedliche Beschaffenheiten des Bodens. Dieser sollte neutral bis leicht sauer sein, mit einem pH-Wert zwischen 6,3 und 7, gut drainiert und von sandigem oder lehmigem Charakter. Auch bei der Niederschlagsmenge hat der Moringa seine Anforderungen: Diese sollte minimal bei 250 mm und maximal bei 3000 mm pro Jahr liegen (in Deutschland liegt der Durchschnitt bei 750 mm). Wenn der Boden nass ist und Staunässe herrscht, entsteht Wurzelfäule, und der Moringa-Baum wird absterben. In Gebieten mit starkem Regen steht er daher am besten auf kleinen Hügeln, sodass das Wasser schnell ablaufen kann und die Erde um ihn trocken bleibt. Der Moringa hat eine lange Pfahlwurzel und kann damit lange Dürreperioden überstehen. Seine Lieblingstemperatur liegt bei 25–35 Grad Celsius. Er überlebt aber auch Temperaturen von bis zu 48 Grad Celsius im Schatten und kann selbst bei einer Tiefsttemperatur von 10 Grad Celsius überwintern. Die Samen haben keine Vegetationsruhe und können das ganze Jahr über angepflanzt werden. Je nachdem, wo sie angepflanzt werden, blühen Moringa-Bäume ganzjährig und tragen natürlich auch ihre Samen. Bereits im ersten Jahr kann der Baum bis zu 5 Meter hoch werden, blühen und auch Samen tragen. Selbst Stämme von bis zu 30 cm Dicke können entstehen. Das ist der Grund dafür, dass der Moringa immer wieder auf 1 Meter zurückgeschnitten werden sollte. Nach dem Schnitt erholt sich der Baum sehr schnell. Das Zurückschneiden fördert ein buschiges Wachstum und sorgt für höhere Ernteerträge. Bereits in den ersten 3 Jahren trägt der Baum 400–600 Samen pro Jahr, und von einem ausgewachsenen Baum können Sie sogar 3000–5000 Samen erwarten. Der Moringa ist ein Luftstickstoffsammler, weshalb eine Düngung eigentlich nicht notwendig ist. Graben Sie jedoch um den Baum eine 15 cm tiefe Furche von 10 cm Breite und legen Sie darein etwas Kompost oder Gülle, wird der Moringa es Ihnen danken und seinen Ertrag erheblich steigern. Ich wünsche Ihnen viel Erfolg bei der Aufzucht Ihres eigenen Moringas.

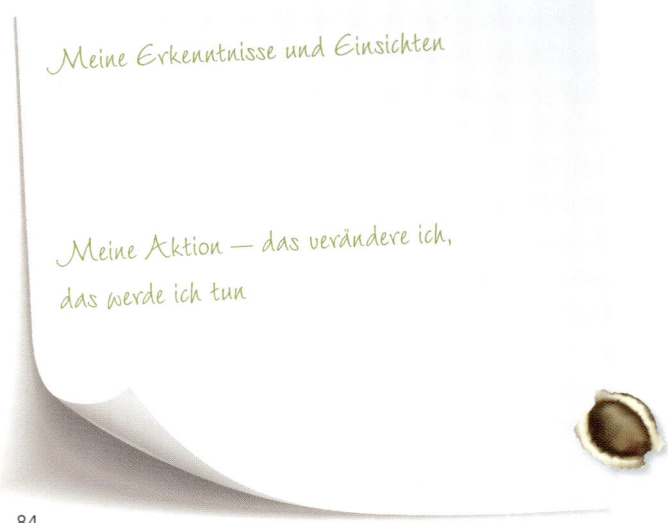

*Meine Erkenntnisse und Einsichten*

*Meine Aktion — das verändere ich, das werde ich tun*

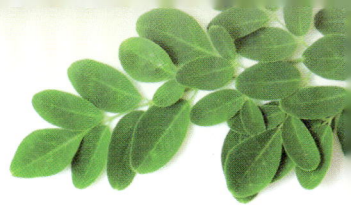

# Zucker – über die süße Belohnung und die Sucht

Ich möchte mich nun noch dem Thema Zucker zuwenden. Es ist mir so wichtig, weil wir oftmals gar nicht wissen, wie viel Zucker wir zu uns nehmen. Denn ganz still und leise ist der Zuckerkonsum in unserem Leben immer mehr gestiegen. Es ist nicht so, dass wir ihn bewusst zu uns nehmen, er wird uns vielmehr in vielen Lebensmitteln ohne unser Wissen geradezu aufgezwungen. Wer jemals den Versuch gestartet ist, sich zuckerfrei zu ernähren, weiß, wie schwierig das ist: gemütlich essen gehen, ein schnelles Fertiggericht in den Ofen schieben, unbewusst einkaufen gehen, die Tüte Chips vor dem Fernseher – überall lauert der Zucker. Kürzlich las ich ein erschreckendes Testergebnis. Es wurden 12 Milch-Getreide-Breie für Babys getestet. Die Produkte, die die Nahrungsmittelindustrie für Kinder ab dem frühen Babyalter von 5 Monaten als geeignet propagiert, enthielten neben Fettschadstoffen viel zu viel Zucker. Kein Produkt, auch nicht die in Bio-Qualität, schnitten besser als ausreichend ab. Der süßeste Brei enthielt 22 Gramm Zucker pro Portion. Wenn wir die von der WHO empfohlene Tagesmenge von 25 Gramm Zucker für einen erwachsenen Menschen zugrunde legen, wird deutlich, dass wir unsere Babys mit diesen Produkten bereits abhängig machen und regelrecht vergiften.

Erschreckend ist, dass statistisch gesehen jeder Mensch in der westlichen Welt rund 35–50 kg Zucker pro Jahr zu sich nimmt. Früher waren es gerade mal 5 kg. Diese Zunahme rührt daher, dass beinahe jedes weiterverarbeitete Nahrungsmittel voll mit Zucker ist. Bio oder nicht bio, Rohzucker oder brauner Zucker, es bleibt Zucker! Und auch, wenn wir uns die Etiketten gut ansehen, weist manchmal im ersten Moment nichts darauf hin, dass Zucker verarbeitet ist, denn es werden verschleiernde Fachbegriffe verwendet.

Menschen, die versucht haben, sich völlig zuckerfrei zu ernähren, bekamen heftige körperliche Reaktionen in Form von Zittern, Beben, Druck im Kopf, starker Müdigkeit und sogar dem Gefühl, ohnmächtig zu werden. Diese extremen Reaktionen sind Entzugserscheinungen!

Die Wissenschaft spricht schon lange davon, dass uns Zucker gnadenlos ausmergelt. Die Bauchspeicheldrüse ist erschöpft, es entsteht Insulinresistenz, das Immunsystem wird stark eingeschränkt, die Gefahr von Diabetes, Übergewicht und schneller Alterung steigt und steigt. Die Gefahr dabei sind meiner Meinung nach vor allem die vielen versteckten Zuckerzusätze in den verarbeiteten Lebensmitteln, die wir ungefragt und unbemerkt zu uns nehmen. In Schulen, in Kantinen, überall um uns herum werden wir zu Süßem verleitet, die Farben werden immer bunter, die Abhängigkeit immer größer. Zu hoher Zuckerkonsum stört die Geschmacksbildung und fördert Karies und Übergewicht. Letzteres betrifft bereits 24 % aller Schulkinder zwischen 7 und 14 Jahren in den Niederlanden.

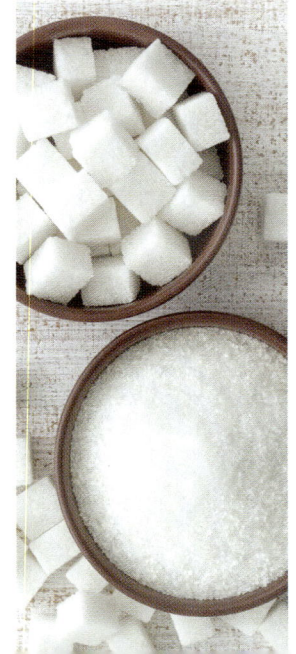

Wussten Sie, dass, wenn auf dem Etikett »ohne Zuckerzusatz« steht, sich das meist nur auf Haushalts- oder Kristallzucker bezieht, die sogenannte Saccharose? Andere Zuckerarten

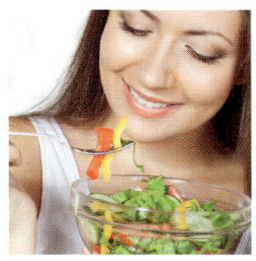

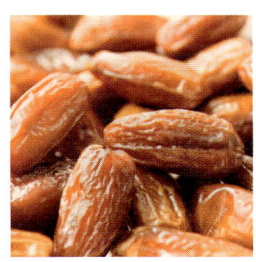

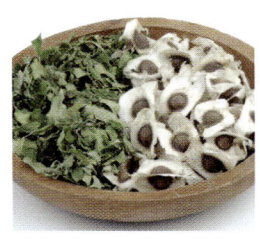

verbergen sich gern auch hinter Bezeichnungen wie Fruchtzucker, Fruktose, Fruktosesirup, Fructo-Oligosaccharide, Oligosaccharide, Glukose, Glukosesirup, Traubenzucker, Dextrose, Maltose oder Laktose und Milchzucker.

Müssen wir deshalb auf alles Süße verzichten? Nein, sicherlich nicht. Es gibt viele gute Süßungsmittel, die auch in den Rezepten dieses Buchs verarbeitet werden. So z. B. Datteln, getrocknete Früchte, Stevia oder Kokosblütensüße.

Ich persönlich machte die Erfahrung, dass in dem Moment, in dem das Essverhalten eine neue Bewusstseinsstufe erreicht, auch die Zuckerabhängigkeit und somit der entsprechende Konsum viel geringer werden. Der bewusste Verzehr von Moringa oder anderen Super Foods ist dabei ein guter Helfer, denn dadurch werden Schritt für Schritt auch die geschmacklichen Gewohnheiten verändert. So können Sie in ein ganz neues Essverhalten hineinwachsen. In den letzten Jahren habe ich persönlich bei vielen meiner Seminarteilnehmer gemerkt, wie sehr das *Mindset* – also die antrainierten Glaubenssätze, Überzeugungen und Gewohnheiten – den Zuckerkonsum beeinflussen kann. Wenn Sie wirklich eine Veränderung in Ihrem Essverhalten wollen, dann müssen Sie auch Ihr Nahrungsbewusstsein verändern.[7] Werden Sie sich im folgenden Kapitel einmal be-

---

7   In einem Fernkurs, den Sie bequem von zu Hause absolvieren können, setze ich eine spezielle Methode ein, die genau hier ansetzt. Ich arbeite dabei mit einer für diesen Zweck kreierten Trance-Meditation. Nähere Informationen finden Sie auf www.behealed.de.

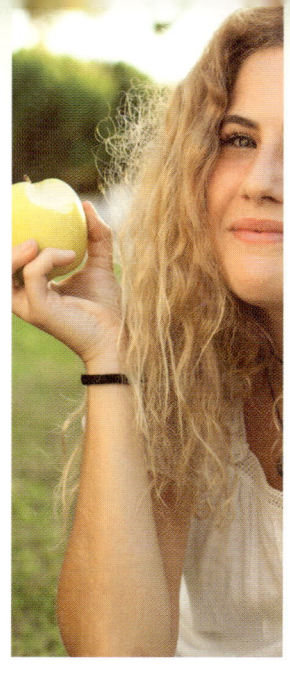

wusst, wo Sie stehen. Auf welcher der 4 Ebenen des Nahrungsbewusstseins befinden Sie sich momentan?

### Die 4 Ebenen des Nahrungs-bewusstseins

Wahrscheinlich ist es für Sie sehr interessant, einmal festzustellen, welche Bewusstseinsebenen des Essens möglich sind und wie wir diese einschätzen können. Je bewusster Sie in Ihrem Leben auch in Bezug auf Ihre Nahrung werden, desto höher schwingend wird Ihr Leben im Allgemeinen ausgerichtet sein. Ich möchte es noch einmal ganz deutlich machen: Spirituelle Entwicklung und Nahrung gehören in dieser Zeit unbedingt zusammen, und Sie werden feststellen, dass Ihr spiritueller Entwicklungsprozess und Ihr Loslassen einhergehen mit dem Loslösen von einschränkender, sauer und müde machender Nahrung. Die folgende Aufstellung wird Ihnen einen guten Einblick geben, was damit gemeint ist, und Ihnen noch einmal zeigen, wo Sie momentan stehen und was Sie noch machen können, um Ihre Entwicklung weiter voranzutreiben.

### Ebene 1: Lust-Essen

- Sie sind in Bezug auf Nahrung unreif und impulsiv.
- Es geht um das maximale Ausleben von Esslust.
- Sie nutzen Essen zur Minimierung von (emotionalem) Schmerz, der nicht verarbeitet ist.
- Es geht dabei oft um eine schnelle Befriedigung.
- Sie essen vorwiegend raffinierte und hochgradig zuckerhaltige Nahrung wie Kekse, Eis, Bonbons.

- Sie konsumieren exzessiv Alkohol, Kaffee oder industriell hergestellte Schokolade.
- Sie reagieren auf Stress mit emotionalem Essen.

## Ebene 2: Essen, um Energie zu bekommen
- Ihre Blutzuckerregulation bestimmt die Essenswahl.
- Sie wählen Nahrungsmittel, um Ihren Hunger zu mildern (oft werden dazu jedoch die falschen Lebensmittel genutzt).
- Hamburger, Pasta und anderes Fast Food sind Ihre Ernährungsgrundlage.
- Qualität ist Ihnen nicht wirklich wichtig, sondern eher die Quantität, das Satt-Essen.
- Ihr Essen ist meist sehr säurehaltig.
- Sie sind gleichgültig gegenüber dem ökologischen Einfluss der Nahrung, die Sie wählen.

## Ebene 3: Essen zur Regeneration und Genesung
- Auf diese Ebene werden Menschen meist dann geführt, wenn sie durch die negativen Einflüsse des Essens auf den Ebenen 1 und 2 nicht mehr anders können und der Körper bereits erkrankt ist.
- Aufgrund der gesundheitlichen Auswirkungen stellen Sie nun ein – meist kurzzeitiges – besonderes Diätprogramm auf. Sind die Auswirkungen nicht mehr vorhanden, ist ein Rückfall auf Ebene 2 und 1 leicht möglich.
- Sie sind viel bewusster als auf Ebene 1 und 2, und dennoch empfinden Sie die Beschäftigung mit der Ernährung als lästig. Sie sind stark auf Nahrungsergänzungsmittel orientiert, haben aber noch nicht grundlegend Ihren Lebensstil und Ihr *Mindset* verändert.

## Ebene 4: Essen für die gute Gesundheit
- Sie sind wissbegierig, optimieren Ihre Ernährung und informieren sich.

- Sie essen im Vergleich zu Ebene 3 noch einmal viel bewusster und wählen aus persönlichem Interesse das Allerbeste.
- Sie haben eine Nahrungsintelligenz entwickelt, die zu Ihrem Körper passt.
- Sie wählen Nahrung für die Verbesserung Ihrer Gesundheit und essen in Maßen.
- Sie kaufen biologisch angebaute Nahrung.
- Sie achten auf die Art der Zubereitung und legen Wert auf das Aussehen der Nahrung.
- Sie sehen und wertschätzen Nahrungsmittel als Möglichkeit zur persönlichen Heilung.
- Sie teilen ihre positiven Erfahrungen mit anderen.
- Sie ernähren sich vorwiegend von Super Foods.
- Sie sind es sich wert, viel mehr Geld für Nahrung auszugeben, in sich und Ihren Körper zu investieren, und erst dann in andere materielle Güter.

Es lohnt sich, sich bewusst zu machen, wo man steht. Ich persönlich würde nicht aufhören, an mir zu arbeiten, bevor sich nicht 80–90 % meines Essverhaltens und meiner Überlegungen bezüglich Ernährung auf der Ebene 4 befinden.

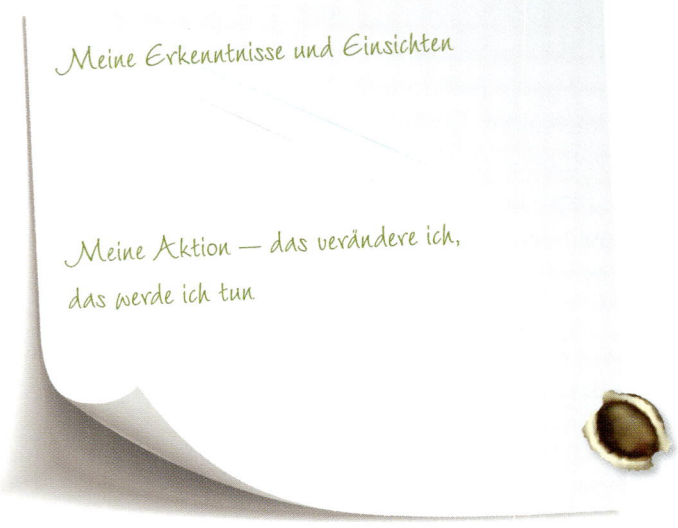

*Meine Erkenntnisse und Einsichten*

*Meine Aktion — das verändere ich, das werde ich tun*

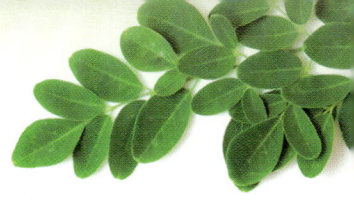

# Moringa – der Heiler!

Oftmals kommt es nur auf eine Änderung Ihres *Mindsets* über Gesundheit und Heilung an.[8] Es ist wichtig, dem Unterbewusstsein den Glauben zu vermitteln, dass Sie in der Lage sind, Ihren Körper zu heilen. Die Schlüsselfrage ist: Was glaubt Ihr Unterbewusstsein über Heilung? Glaubt es »Ich will heil sein«? Dann ist es auf dem richtigen Weg, und Sie können diese Bereitschaft zur Heilung weiter umformen und vertiefen in »Ja, ich werde geheilt sein«. Letztlich gelangen Sie dahin, zu erkennen: »Ja, ich bin geheilt!« Doch bei den meisten Menschen, die sich lange mit chronischen Krankheiten herumärgern oder deren Körper todbringende Krankheiten entwickelt, herrscht leider ein anderer Glauben vor, und der heißt: »Ich will krank sein!« Warum auch immer, welchen Vorteil die Krankheit Ihnen bringen mag, würde ich Ihnen empfehlen, genau hinzusehen und lieber präventiv daran zu arbeiten, nicht erst dann, wenn Sie reagieren müssen. Können Sie sich das selbst versprechen?

Aber neben der inneren Einstellung gibt es natürlich auch Helfer und Unterstützer von außen: Moringa ist ein echter Geheimtipp für einen gesunden, vitalen und heilen Körper. Sportler, die mehr Muskelmasse aufbauen wollen, profitieren genauso von den Mineralstoffen, Vitaminen und Spurenelementen, die im Moringa enthalten sind, wie Frauen in den Wechseljahren. Diese berichten, dass zahlreiche Beschwerden durch die Wirkung von Moringa gelindert werden konnten. Ganz besonders interessant fand ich die Tatsache, dass Kinder sich beim Lernen

---

8   In meinem Buch »Aktiviere die Kraft der Heilung in dir« (erschienen als E-Book, das Sie kostenlos auf meiner Website www.behealed.de downloaden können) erfahren Sie, wie Sie das tun können.

besser konzentrieren können, wenn die Eltern ihnen »heimlich« Moringablatt-Pulver unter das Essen mischen. Auch bei älteren Menschen bewegt der regelmäßige Verzehr von Moringa etwas. Sie fühlen sich auf einmal um Jahre jünger, fühlen sich attraktiv und werden wieder aktiver. Fassen wir also zusammen: Konzentrationsfähigkeit, Ausdauer und gute Laune dank Moringa! Und das gilt für alle Altersklassen. Moringa wird sogar als wahrer Jungbrunnen beschrieben und scheint auch spürbare Auswirkungen auf die Jugendlichkeit der Haut, die Leistungsfähigkeit des Gehirns und das allgemeine Wohlbefinden zu haben. Stillende Mütter erhöhen ihre Milchproduktion, reichern diese mit vielen wertvollen Vitalstoffen an und stärken somit von Beginn an die Abwehrkräfte ihres Kindes. In den afrikanischen Ländern, in denen Moringa seit Jahrzehnten bekannt ist, wird er auch liebevoll »Mutters bester Freund« genannt. So setzen dort Hebammen den Moringa-Tee ein, der den meisten Frauen auch viel besser schmeckt als der in unseren Apotheken erhältliche Milchbildungstee. Eine Studie eines philippinischen Krankenhauses zeigte auf, dass die Milchproduktion durch Einnahme von Moringablatt-Pulver mehr als verdoppelt wurde.

Ich bin bei meinen Recherchen auf Berichte von Menschen gestoßen, die mit Moringa Arthrose, Bluthochdruck, Konzentrations- und Gedächtnisschwierigkeiten und sogar Parkinson in den Griff bekommen haben, nachdem sie teilweise jahrzehntelang erfolglos schulmedizinisch gegen diese Leiden gekämpft hatten.

Deutlicher kann man nicht machen, wie gut die Pflanze für den menschlichen Körper ist. Ich wünsche Ihnen, dass Sie Moringa als die Pflanze kennenlernen, die sie ist – eines der kraftvollsten Gewächse der Erde, die der Menschheit in der Neuen Zeit zu dem verhelfen kann, was die »spirituellen Gurus« uns versprochen haben: ein goldenes Zeitalter.

## Super Food und Wunderbaum für die neue Zeit – die spirituelle Checkliste!

Lassen Sie mich Ihnen kurz erläutern, warum ich der Überzeugung bin, dass Moringa Ihnen bei Ihrem Prozess des Erwachens helfen kann. Was ist das überhaupt? Für mich sind Sie erwacht, wenn Sie die spirituelle Erleuchtung alltagsreif gemacht haben und trotz der bewussten spirituellen Ausrichtung bodenständig bleiben und danach handeln, Ihrem Herzen folgen und Ihre Höhere Weisheit zum Kompass Ihres Lebens machen.

Ich habe für mich eine Art von Checkliste erarbeitet, die genau dies abfragt. Ich verwende sie nicht nur, um die hoch schwingenden spirituellen Erfahrungen einzuschätzen, sondern vor allem für den Lebensalltag. Ich fragte mich also: Erfüllt Moringa alle 12 Qualitäten, die ich der Neuen Zeit zuordnen würde? Was muss er erfüllen, um mein persönliches »Gütesiegel« zu bekommen, um für mich als hoch schwingend zu gelten, ohne dass ich seine wissenschaftlichen Werte kenne, die nur ein Labor untersuchen kann?

Heilung: Ist Moringa in der Lage, den Heilungsprozess zu unterstützen? Die Antwort darauf ist ein klares »Ja«. Sie haben ja schon einiges über die Inhaltsstoffe, den ORAC-Wert und die »Zauberkraft« erfahren. Moringa ist Arzt und Wunderheiler zugleich.

Ausbalanciertheit: Was macht Moringa mit unserem Körper? Welchen Beitrag liefert er dazu, den Körper, das Leben, den Geist und die Psyche auszubalancieren? Die Antworten sind mehr als deutlich: Die Auswirkung auf den pH-Wert, die antioxidative Wirkung in Bezug auf die Verminderung freier Radikale, das erhebende Glücksgefühl und die reinigende Wirkung sind der Beweis.

**Wohlstand und Überfluss:** Bereichert uns diese Pflanze? Seit ich Moringa entdeckt habe und er von meinem Speiseplan nicht mehr wegzudenken ist, scheint in meinem Leben ein Turbolader gezündet worden zu sein. Nicht nur in Bezug auf meine Vitalität, Gesundheit und Freiheit. Moringa eröffnet auch ganz neue Möglichkeiten für sinnvolles Investment und sorgt dafür, dass ein spirituelles Geldbewusstsein entstehen kann. Die Investition in Moringa ist für mich das, was ich ein integres und sinnvolles Investment nenne.

**Liebe:** Kann dieser Baum mein Herz berühren? Oh ja, er kann. Und wie! Keine Pflanze auf dieser Welt hat mich bis heute mehr berührt als dieser Baum. Wenn Sie die Gelegenheit haben, sich einmal inmitten einer Moringa-Plantage niederzulassen, werden Sie dort wahrscheinlich die intensivste Erfahrung mit echter Liebe machen, die Sie sonst nur aus Ihren Meditationen kennen. Wenn ich mich an diese Erfahrung erinnere, öffnet sich mein Herz ganz weit und taucht mich in ein leichtes, glänzendes Licht.

**Klarheit:** Kann dieser Moringa mich klarer machen? Ist er in der Lage, meinen Geist zu öffnen, und führt er mich in einen Zustand, der mich zu neuen, inspirierenden und kreativen Ideen stimuliert? Als ich das erste Mal einen Moringa-Samen gekaut habe, erfuhr ich in wenigen Sekunden eine innere Klarheit, wie ich sie sonst nur kenne, wenn ich am Meer spazieren gehe und mir den Wind um die Ohren wehen lasse. Also – auch dieser Test ist bestanden.

**Wahrhaftigkeit:** Das ist für mich das Wichtigste überhaupt. Denn nur, wenn etwas in meinem Leben durchdrungen ist von Wahrhaftigkeit, sehe ich genauer hin. Das mache ich so bei meinen Freunden, meinen Geschäftspartnern und nun auch bei Moringa. Ich fragte mich also: Wer liefert wahrhaftigen Moringa? Wer lebt wirklich diese Idee, und wer will nur das schnelle Geld damit machen? Ist Moringa überhaupt in der Lage, dazu beizutragen, meine eigene Wahrhaftigkeit zu hinterfragen und mich näher zu mir selbst zu bringen? Führt mich diese Pflanze also wieder zurück zu mir selbst, und hilft sie mir dabei, mein wahres Zuhause wiederzufinden? Ja, das tut sie.

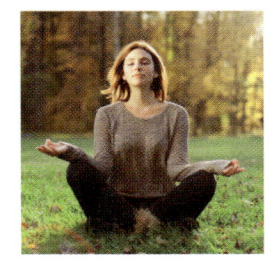

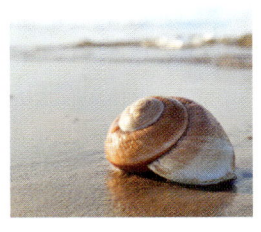

**Eins–Sein:** Was würde ich tun, wenn ich auf eine einsame Insel gehen würde und ich mich für ein einziges Nahrungsmittel entscheiden müsste? Welches Super Food würde ich nennen, wenn Sie mich fragen: Was ist das »beste« Super Food auf dieser Welt? Die Antwort lautet: Moringa. Was macht es mit mir, wenn ich daran denke, es gäbe nichts mehr in meinem Kühlschrank außer Moringa? Es erfüllt mich mit Frieden und Vertrauen.

**Akasha–Potenzial:** Nun wird es ein wenig esoterisch, doch ich liebe das. Gibt mir Moringa den Zugang zu meinen Potenzialen? Ja. Erhöht es meine Schwingung und verändert es etwas in meiner DNS? Ja. Macht es mich abhängig? Nein, es intensiviert lediglich die Entdeckungsreise zu mir selbst, doch ich brauche es nicht. Führt mich die Klarheit, die Moringa mir gibt, hin zu mehr Lebenseinsichten, und motivieren mich diese Einsichten, mich für das »nicht Erklärbare« zu öffnen? Ja. Ich kann also auch diesen Punkt meiner Checkliste abhaken.

**Segenskraft:** Macht mich Moringa meiner Kraft bewusst? Habe ich das Gefühl, dass mir der Verzehr um ein Vielfaches mehr gibt als der eines anderen Nahrungsmittels? Gibt mir das eine Art von Segensenergie, und fühle ich ein Kribbeln, eine Anziehungskraft, wenn ich die Tüte mit Moringa in meine Hände nehme? Ja, genau so erfahre ich es. Ich habe das starke Gefühl, dass Moringa mich segnet. Dieses Mal ist es anders: Ich muss nicht das Essen segnen, sondern das Essen segnet mich!

**Höhere Weisheit:** Habe ich das Gefühl, dass mich das Trinken eines Moringa-Tees erhebt und eine Art Rückverbindung erleben lässt? Wenn ich das wählen müsste, was mir am meisten Leichtigkeit und Reinheit zurückgibt, wäre mein erster Gedanke Moringa? Ja. Sie haben ja schon erfahren, dass Moringa in der Lage ist, verschmutztes Wasser zu reinigen. Also besteht Moringa auch diesen Test. Ja, ich bin überzeugt davon, dass Moringa Ihnen hilft, Sie noch mehr mit Ihrer Göttlichen Weisheit zu verbinden.

**Frieden:** Macht Moringa friedvoll? Gibt er mir Vertrauen? Ja, alles was ich heute darüber weiß, erfüllt diese Eigenschaft. Es gibt mir ein gutes Gefühl, zu wissen, dass wir mit Moringa eine mögliche Lösung haben, um dem Welthungerproblem mit einem neuen Impuls zu begegnen. Meinen Recherchen nach lässt sich der Moringa-Baum nicht manipulieren. Es erfüllt mich mit sehr viel Vertrauen, dass wir es hier wirklich mit einem Naturgewächs der Neuen Zeit zu tun haben, das sich entschieden hat, den Entwicklungsprozess der Menschheit liebevoll zu begleiten.

**Superflow:** Eine Pflanze mit so vielen herausragenden Merkmalen ist der Inbegriff von Superflow. Ich habe das Gefühl, dass wir erst am Anfang stehen und heute noch keine Idee davon haben, welche Tragweite die Entdeckung all der »wundervollen« Eigenschaften dieser Pflanze wirklich für uns haben wird. Nehmen wir also dankbar an, was wir heute und jetzt gerade wissen.

Sie sehen also, dass der Moringa-Baum alle Kriterien meiner persönlichen Checkliste erfüllt und er sich somit für mich qualifiziert hat, so viel Mühe und Aufmerksamkeit zu bekommen. Diese Checkliste ist übrigens nichts anderes als die »Kristalline Matrix«, die Teil meiner spirituellen Arbeit ist. Sie können diese natürlich noch viel intensiver und für viel mehr anwenden, als ich hier beschrieben habe.[9]

*Meine Erkenntnisse und Einsichten*

*Meine Aktion — das verändere ich, das werde ich tun*

---

9   Interessiert Sie die kristalline Matrix und das, was Sie damit noch tun können? In meinem Buch »Lebensziele umsetzen« und auf der Webseite www.behealed.de können Sie alles darüber nachlesen.

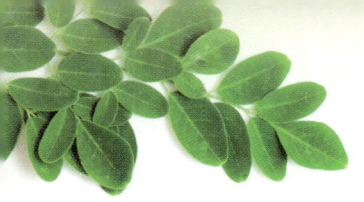

# Moringa – die Beautyfarm!

Nachdem ich mir ein Leben ohne Moringablatt-Pulver für alle meine Speisen und die getrockneten Moringa-Blättern für meinen Tee gar nicht mehr vorstellen könnte, möchte ich mich nun auch den herausragenden Eigenschaften des Moringa-Öls widmen.

Genau wie beim Moringablatt-Pulver sind die sensationellen Wirkungen und Eigenschaften des Moringa-Öls bereits von den großen Marken der Kosmetikindustrie bekannt, die dieses Öl zunehmend einsetzen. Sie können das kostbare Öl natürlich auch einfach so auf die Haut auftragen. Das Behenöl, wie das Moringa-Öl auch genannt wird, können Sie in sehr guter Qualität kaufen.

Doch es gibt natürlich auch noch andere einfache und ganz wunderbare Moringa-Beauty- und -Wellness-Rezepte.

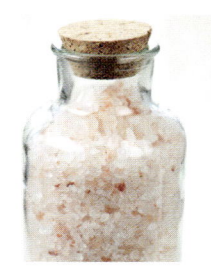

Ich schaue gerade aus dem Fenster, und es regnet in Strömen. Aber hat nicht auch dieses Wetter ganz wunderbare Seiten? Gerade an solchen Tagen können Sie sich einen traumhaften Wellness-Abend gönnen, und was wäre dazu besser geeignet, als sich ein Badesalz selbst herzustellen? Ich möchte Ihnen hier ein ganz einfaches, aber sehr zauberhaftes Moringa-Badesalz empfehlen, das Sie sehr einfach und kosten-

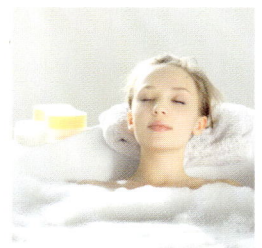

günstig herstellen können. Es wird Ihren Körper und Ihre Sinne verwöhnen.

## Mischen Sie folgende Zutaten zusammen:

- 8 EL Totes-Meer-Mineralsalz
- 1 EL Moringa-Blattschnitt
- 3 EL Lavendelblüten

*Geben Sie das Salz in ein passendes Gefäß, den Moringa-Blattschnitt und die Lavendelblüten dazu, und vermischen Sie dann alles gut miteinander. Dieses Badesalz eignet sich auch wunderbar zum Verschenken, wenn Sie es nett verpacken. Ich wünsche Ihnen ein erholsames und entspanntes Baden, lassen Sie es sich gut gehen.*

*Es gibt noch ein weiteres wunderbares Badevergnügen, das noch viel einfacher ist. Lassen Sie eine Badewanne volllaufen, und geben Sie dann 2 EL Moringablatt-Pulver und 1 Liter Frischmilch hinein. Nach dem Bad werden Sie sich fühlen, als ob Ihre Zellen tanzen würden.*

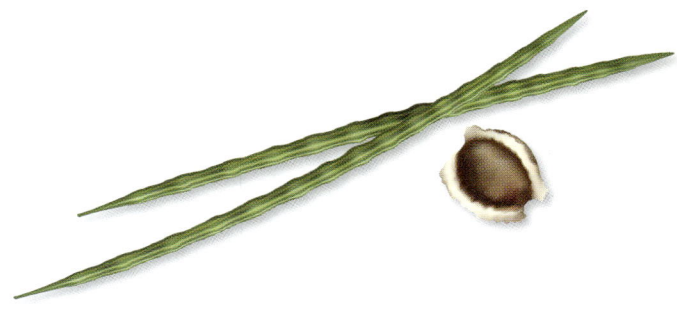

## Moringa im Alltag und für »Normalesser«

Manchmal, wenn ich auf Reisen bin und gerade keine Möglichkeit habe, einen Smoothie zuzubereiten, und keine Rohkost essen kann, weil das Angebot nicht da ist, achte ich natürlich auch darauf, dass ich mein Essen entsprechend aufwerten kann. Und wir wollen auch nicht vergessen, dass es genügend »Normalesser« gibt, die beginnen, sich für eine bessere Nahrung zu interessieren, und erst auf dem Weg hin zu einer vegetarischen oder veganen Ernährungsweise sind. Und selbst dann gibt es unzählige Möglichkeiten, sich mithilfe von Moringa sein Essen zu »veredeln«. Ich habe immer entweder einen kleinen Streuer oder ein kleines Tütchen mit Moringa-Pulver bei mir, wenn ich auf Reisen oder in einem Seminar bin, und kann es dann beliebig einsetzen. Ich möchte Ihnen hier nur ein paar Ideen geben, was mit diesem Wunderpulver alles möglich ist:

- Moringa-Presslinge zum Lutschen für überall
- Moringa-Cappuccino – Streuen Sie statt Kakaopulver (oder zusätzlich) etwas Moringa-Pulver auf Ihren Cappuccino.
- Obstsalat mit Moringa – Wenn ich in einem Hotel frühstücke, dann kommen natürlich immer ein oder zwei Teelöffel Moringa über meinen Obstsalat.
- Suppe mit Moringa würzen – Eine Mischung aus einem Universalgewürz und Moringa ist eine wunderbare Möglichkeit, Moringa zu verwenden. Damit können Sie jede Suppe, den Salat im Restaurant oder selbst Pasta oder Pizza beim Italiener geschmacklich abrunden.
- Lachs- oder Käsebrötchen mit Moringa – Ein wenig darübergestreut, und das leckere Brötchen erhält eine wunderbare Aufwertung.
- Moringa in den frisch gepressten Orangensaft rühren
- Moringa im Salatdressing oder einfach über den Salat streuen
- Moringa zu jedem Gericht wie Kräuter verwenden und einfach darüberstreuen oder unter die Küchenkräuter mischen

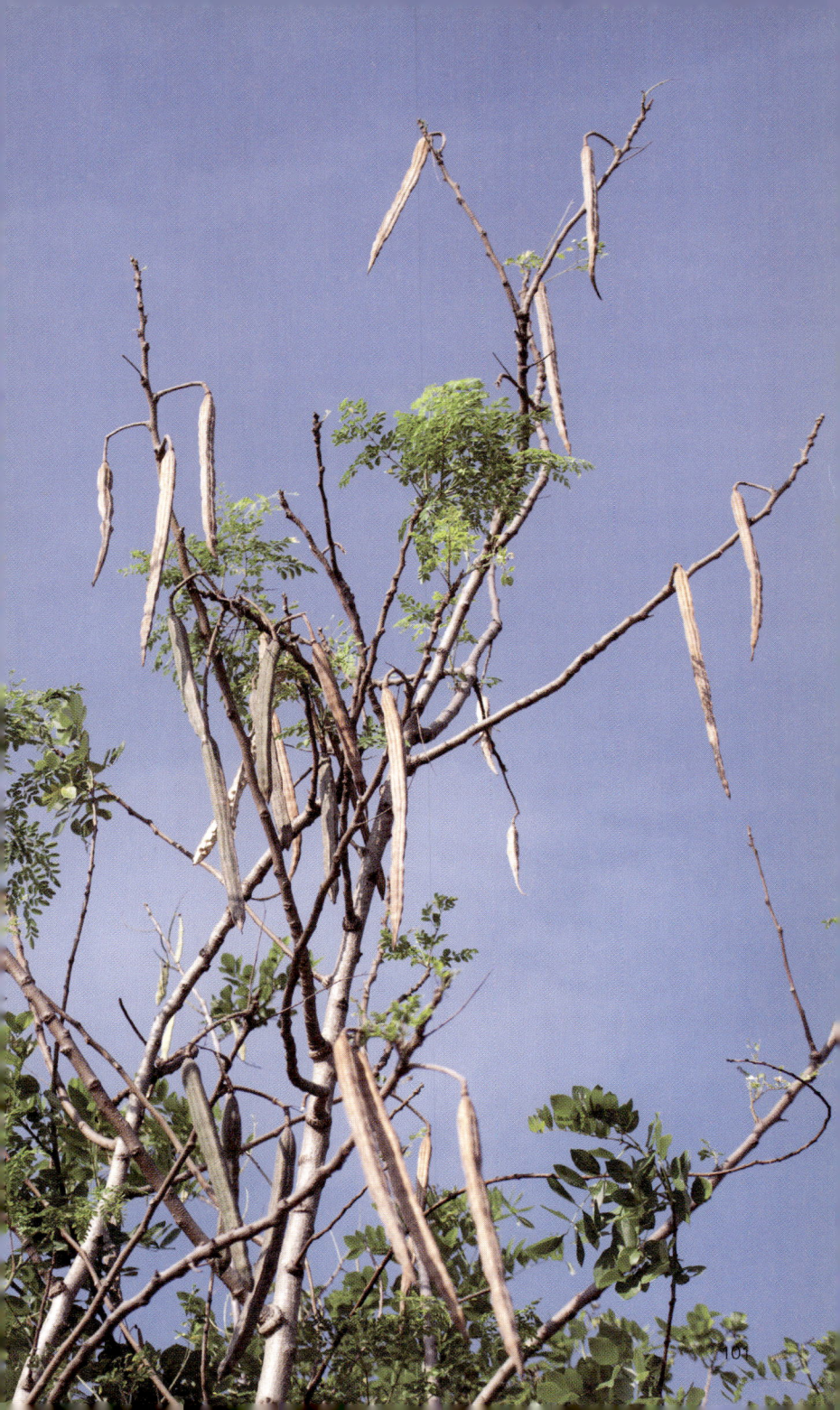

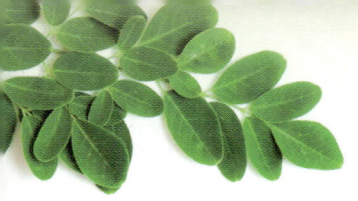

# Rezept-Teil

In diesem Rezeptteil finden Sie viele spannende und wohlschmeckende Rezepte, die ich selbst kreiert, abgewandelt oder verfeinert habe. Die Grundlage für einen vitalisierenden Smoothie oder ein anderes Gericht, in dem Moringa verarbeitet ist, ist natürlich auch die Qualität der anderen Zutaten. Ich bevorzuge immer frische Zutaten, wenn diese erhältlich sind. Es ist jedoch auch denkbar, gefrorene Früchte zu verwenden. Ich empfehle immer, biologisches Obst und Gemüse zu verwenden, das frei von Pestiziden und anderen Giften ist, und auf eine gesunde und zellerleuchtende Weise verarbeitet wurde.[10]

In beinahe jedem Rezept sind neben frischem Obst und Gemüse frisches Quellwasser und andere Flüssigkeiten und Super Foods verarbeitet. Ich möchte die wichtigsten Zutaten und ihre Vorzüge ganz kurz erklären.[11]

## Chia – die Kraftsamen

Chia-Saat sind die Samen einer Lippenblütlerpflanze, die ursprünglich aus Mexiko stammt. Sie hat einen sehr hohen Anteil an Omega-3-Fettsäuren und hochwertigem Protein, Vitaminen, Antioxidantien und Mineralien. Wenn Sie sie in Wasser einweichen und unter das Essen mischen, wird dieses viel sättigender,

---

10  Darauf, wie Sie durch Ihre Ernährung Ihre Zellen zum Leuchten bringen, gehe ich auch ausführlich in dem Buch »Zellleuchten – Warum Gott kein Fast Food isst« ein.

11  Für mehr Informationen und viele weitere wunderbare Rezepte mit Super Foods empfehle ich Ihnen mein Buch »Super Foods – Iss dich gesund, vital und schön«.

weil die Chia-Samen Kohlenhydrate sehr langsam abgeben. Sie verändern aber den Geschmack nicht. Ich streue gern 1–2 Teelöffel über den Salat und habe dann kein Bedürfnis mehr, Brot dazu zu essen.

Chia-Samen enthalten bis zu 38 % Chia-Öl, 18 bis 23 % hochwertiges Protein und die Vitamine A, Niacin, Thiamin, Riboflavin, die Mineralien Kalzium, Phosphor, Kalium, Zink und Kupfer sowie zahlreiche Antioxidantien. Chia-Samen wirken darmreinigend und ermöglichen dem Körper, Schlacken loszuwerden und somit Platz für wichtige Nährstoffe zu schaffen. Sie vermindern Verdauungsprobleme und helfen bei Sodbrennen.

Aus Überlieferungen wissen wir, dass Chia-Samen aufgrund ihrer gesundheitsfördernden Eigenschaften sogar teurer als Gold gehandelt wurden. Wegen der Energie spendenden Eigenschaften der Chia-Samen haben Läufer, Soldaten und Athleten diese seit Jahrhunderten verzehrt. Auch heute verwenden Sportler sie noch.

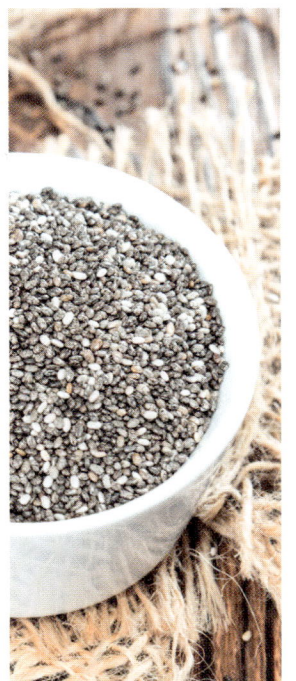

Doch auch für den Alltag bieten Chia-Samen erstaunliche Vorteile. Sie vermindern das Verlangen nach Süßigkeiten und Junk Food, denn sie haben einen hohen Gehalt an löslichen Ballaststoffen und geben über eine längere Zeitdauer hinweg wertvolle unraffinierte Kohlenhydrate an das Blut ab.

In nur 2 Esslöffeln Chia-Samen befinden sich erstaunliche Nährstoffmengen: 4 g Proteine, 200 mg Kalzium und 5 g Omega-3-Fettsäuren, die mentale Klarheit und Konzentration fördern und die Stimmung aufhellen.

## Cashews

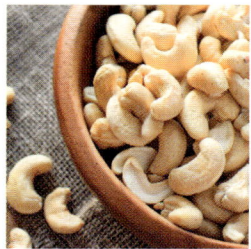

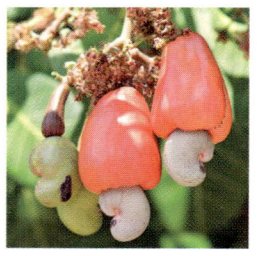

Die Cashew ist eigentlich der Samen des Acajoubaums. Die uns bekannten nierenförmigen Nüsse hängen unter einem Cashewapfel. Dieser ist eine Scheinfrucht, die eigentliche Frucht ist die Cashew. Diese ist in einer harten Schale verpackt, weswegen sie als Nuss bezeichnet wird. Cashews sind sehr hell und haben einen leicht süßlichen Geschmack.

Bei der Verarbeitung gibt es große Qualitätsunterschiede, und ich empfehle Cashews, bei denen Sie sicher sein können, dass sie roh, also nicht geröstet sind. Bei den Discountern können Sie Cashews oft zu Billigpreisen kaufen, doch diese sind meist stark erhitzt, in nährstoffarmem Öl geröstet oder gar gesalzen und deswegen nicht zu empfehlen. Mit viel Wertschätzung getrocknete Cashews sind teurer, doch sie enthalten dann auch die meisten Nährstoffe und schmecken natürlich.

Cashews enthalten viele Proteine, gute Kohlenhydrate, essenzielle ungesättigte Fette (Omega-3-Fettsäuren), Enzyme und Mineralien. Verglichen mit anderen Nüssen haben sie einen geringen Fettanteil und viel mehr Kalzium, Magnesium und Phosphor. Durch ihren hohen Gehalt an Eiweiß und Eisen sind sie ein perfekter Fleischersatz. Darüber hinaus sind sie eine der konzentriertesten Zinkquellen. In kaum einem anderen Lebensmittel ist der Anteil der essenziellen Aminosäure Tryptophan so hoch, das die Produktion von Serotonin fördert – unserem »Wohlfühlhormon«.

Cashews sind ein guter Energielieferant und unterstützen hervorragend den Knochen- und Muskelaufbau. Sie liefern viele verschiedene B-Vitamine und sind gut für die Haut, weil sie eine antibakterielle und entzündungshemmende Wirkung haben. Cashews in einem Smoothie machen ihn nicht nur vom Nährstoffgehalt »milchähnlich«, sondern auch in Geschmack und Konsistenz lecker »milchig«.

## Kokosöl

Die gewaltigen Kokospalmen werden bis zu 30 Meter hoch und wachsen in den tropischen Gebieten unserer Erde, meist auf Inseln und entlang den Küsten.

Die uns allen bekannte Kokosnuss kann in ihren verschiedenen Wachstumsphasen Lieferant für vielerlei Nahrungsmittel sein. Diese besondere Nuss ist voller Nährstoffe und ganz besonders reich an Ballaststoffen, den Vitaminen A und E und vielen Mineralien.

Die reife Kokosnuss ist eine perfekte Basis für die Herstellung von Kokosöl. Dieses Öl ist eine gesättigte, hauptsächlich mittel- und langkettige Fettsäure. Das macht das Kokosöl zu einem sehr gesunden Öl für unseren Körper, das direkt aufgenommen und verwertet werden kann.

Das Öl besteht zu 50 % aus Laurinsäure, die in unserem Darm direkt zu Monolaurin verarbeitet werden kann. Dieser Stoff sorgt für eine extrastarke Abwehrkraft gegen Bakterien und sogar Grippe-, Herpes- und Hepatitis-C-Viren

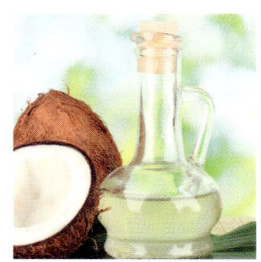

und unterstützt die Produktion des »guten« und gefäßschützenden HDL-Cholesterins.

Ohne Übertreibung kann ich sagen, dass Sie von Kokosöl sogar schlank werden. Denn es sorgt für einen gesunden und schnellen Stoffwechsel und verringert das Hungergefühl. Es hat eine stimulierende Wirkung auf die Schilddrüse, die für den Stoffwechsel hauptverantwortliche Drüse. Gute Fette sind notwendig für den Körper und tragen dazu bei, dass die fettlöslichen Vitamine A, D, E und K überhaupt vom Körper aufgenommen werden können.

Sie finden Kokosöl in einigen Rezepten in diesem Buch, weil fettlösliche Vitamine und andere Stoffe erst dann für Ihren Körper verfügbar werden, wenn Fett sie aufspaltet. Auch Ihre Haut kann sich durch das reine und unbehandelte Kokosöl wieder an seine natürliche Schönheit und Weichheit erinnern. Man kann es als natürliche Bodylotion verwenden, und es hilft der Haut sogar bei einer Schuppenflechte. Auch das Haar gewinnt an natürlicher Spannkraft, wenn Sie es regelmäßig mit einer »Kokoskur« behandeln. Der Schmelzpunkt liegt bei ca. 25 Grad Celsius, Sie können das Fett also einfach im Wasserbad verflüssigen. Das macht es zu einem idealen Bindemittel in süßen Rezepten. Es schmeckt auch als Butterersatz auf dem Kräcker oder einer Scheibe Brot, und wenn Sie Ihre Speisen braten, dann am besten in Kokosöl, denn es verändert seine Struktur auch bei hohen Temperaturen nicht und unterstützt somit weiterhin Ihre Zellen. Auch Backen ist mit Kokosöl möglich, und die Kuchen werden damit bestimmt noch leckerer als mit den herkömmlichen Fetten Margarine oder Butter.

### Gojibeeren

Eine Handvoll Gojibeeren zum Frühstück beschert einen heiteren und freudvollen Tag. Bereits Anfang der 1990er-Jahre wurden sie von Ernährungsexperten empfohlen, und die Anti-Aging-Gurus Hollywoods haben sie als verjüngendes Beauty-Food den Stars empfohlen. Wissenschaftler sagen, dass das Geheimnis der tibetischen Gojibeere in einer Gruppe einzigartiger bioaktiver Moleküle liegt. Das sind die sogenannten Lycium-Barbarum-Polysaccharide (LBPs). Diese kommen in keiner anderen Pflanze auf der Welt vor.

Die Gojibeeren sind voller Vitamin C und anderer Vitamine, Mineralien und wertvoller Aminosäuren. Sie haben eine günstige Wirkung auf Leber und Nieren und stimulieren sogar den Abnehmprozess. Der Antioxidantiengehalt der Gojibeeren ist 20 Mal höher als der von Cranberrys. Sie wirken stimmungsaufhellend, haben eine lebensverlängernde Wirkung und geben Ausdauer, Kraft und Jugendlichkeit. Sie regen Ihre innere Schönheit und das Leuchten Ihrer Zellen an. Sie eignen sich hervorragend als Snack für zwischendurch und sind ein wunderbarer Süßigkeitenersatz: Essen Sie statt Gummibären einfach eine Handvoll der getrockneten Wunderbeeren oder auch eine der mittlerweile zahlreich erhältlichen Roh-Schokoladenkreationen mit Gojibeeren.

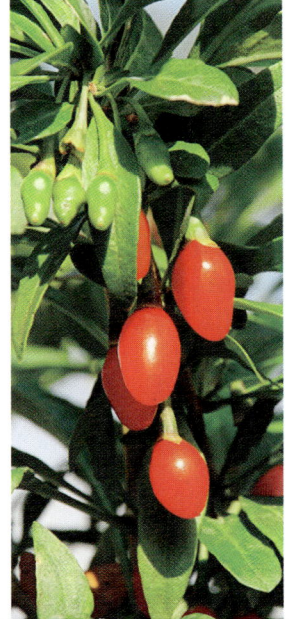

Bei den Beeren gibt es jedoch erhebliche Qualitätsunterschiede. Die günstigeren Beeren sind meist zu trocken. Wenn Sie sie in Wasser einweichen, verlieren sie jedoch den fruchtigen Geschmack. Die beste Qualität kommt aus der tibetischen Himalayaregion, die auch als Ursprung der Gojibeeren gilt. Sie wachsen dort wild, sind handverlesen und naturbelassen, ungeschwefelt, ungezuckert und in Rohkostqualität sonnengetrocknet. Diese Beeren haben zwar keine Bio-Zertifizierung, entsprechen aber den Anforderungen an biologische Produkte.

Bereits eine Handvoll Gojibeeren wird Ihr Hungergefühl auf eine freudvolle Weise dämmen, und Ihr Verlangen nach Süßem ist schnell gestillt.

## Lucuma

Die Lucuma-Bäume können sehr alt werden und selbst nach 500 Jahren noch Früchte tragen. Bereits die Inka haben die Früchte von den Bäumen geerntet, die viele hundert Früchte tragen können. Die gelbfleischige Frucht fällt noch unreif von den Bäumen und benötigt daraufhin noch einige Tage, um verzehrbar zu werden. Das Fruchtfleisch ist dann immer noch fest, etwa wie das eines Kürbisses. Es wird getrocknet und zu einem feinen Pulver zermahlen. In dieser Form können wir es auch in Europa erwerben. Rohes, biologisches Lucumapulver besteht also einzig und allein aus dem Fruchtfleisch. Lucuma kann aufgrund seiner Süße auch als Süßungsmittel verwendet werden, das liebevoll das »Gold der Inka« genannt wird.

Lucumapulver hat einen sehr niedrigen Zuckergehalt und somit einen niedrigen Brennwert. Das getrocknete Fruchtfleisch enthält nur ungefähr 8 % Glucose (Traubenzucker), 5 % Fructose (Fruchtzucker) und 2 % Saccharose. Zum Vergleich: Eine Banane enthält ca. 11 % Glucose, ein Apfel ca. 30 % Fructose. Lucuma bietet viele natürliche Vitamine, allen voran die B-Vitamine, sowie eine große

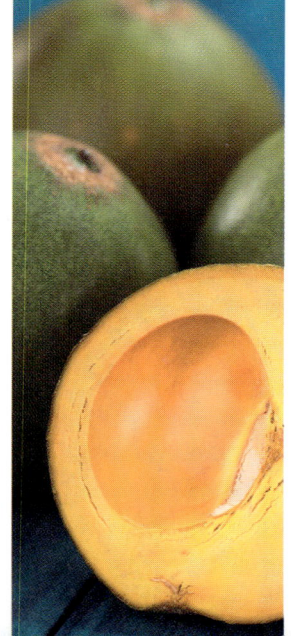

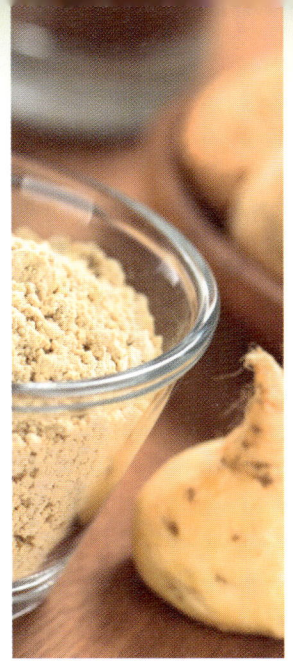

Menge des Antioxidans Betacarotin und Mineralien wie Eisen.

## Maca

Wie die Gojibeeren ist auch Maca ein leistungsfähiges Adaptogen, was so viel bedeutet, als dass es die Fähigkeit hat, das Herz-Kreislauf-System, das Nervensystem, das endokrine System, die Muskulatur und das Lymphsystem auszubalancieren und zu stabilisieren. Als ein Adaptogen kann Maca mehr Energie liefern, wenn es nötig ist, aber überstimuliert den Körper nicht. Adaptogene wirken immer genau dort, wo sie gebraucht werden, und können so den ganzen Körper verbessern und helfen, herausfordernde Situationen und Stresseinflüsse besser zu verarbeiten.

Die Wurzel stimuliert das Hormonsystem und unterstützt eine gesunde Sexualfunktion. Es wird verstärkt von Athleten genutzt, um das Energieniveau zu erhöhen und die Bildung von Muskelmasse zu fördern. Maca enthält einen hohen Anteil hochwertiger Proteine und verfügt über sämtliche essenziellen Aminosäuren. Außerdem ist die Knolle reich an Kohlenhydraten und den Vitaminen A, B1, B2, B3, B12, C, D und E. Zudem enthält Maca einen hohen Gehalt an Mineralien wie Kalzium, Magnesium, Eisen, Jod, Zink, Silizium, Kalium, Sodium, Kupfer, Mangan und Phosphor. Maca enthält sogar ein dem Östrogen ähnliches Molekül und wirkt dadurch für Frauen in den Wechseljahren wie eine natürliche Hormongabe, aber ohne Nebenwirkungen. Maca verleiht dem Körper ein außergewöhnliches Maß an Energie, Kraft und Ausdauer, steigert die Vitalität und die Lebensfreude.

## Reis-Proteine

Ein Reiskorn besteht aus drei Teilen. Der größte Teil ist das Nährgewebe. Es besteht hauptsächlich aus Kohlenhydraten. Dieses Gewebe gibt dem Reis seine Kalorien und dem Keimling die Kraft zum Keimen. Der Reiskeim ist der zweite Teil des Reiskorns. Aus ihm entwickelt sich die kleine Pflanze, wenn der Samen keimt. Der dritte Teil besteht aus den Randschichten des Korns und ist der wirklich interessante Teil für uns: die Reiskleie. Diese enthält nicht nur ein besonders hochwertiges Protein, sondern außerdem eine Fülle lebenswichtiger Vitalstoffe. Gewöhnlicher weißer Reis wird geschält, Kleie und Keim fehlen ihm. Er besteht daher fast nur noch aus Kohlenhydraten.

Ich möchte das Reisprotein hier als Super Food vorstellen, weil viele Vegetarier und Veganer alternative Eiweißlieferanten und gut verdaubare Pflanzenproteine suchen und Veganer jegliche tierische Eiweißquellen wie Fleisch, Fisch oder Milchprodukte von ihrem Speiseplan gestrichen haben. Reisprotein ist neben Sojaprotein eine sehr gute, wenn nicht sogar die bessere Alternative. Reisprotein ist hypoallergen, also kaum allergieauslösend, und glutenfrei.

Ausreichend Proteine sollten immer Bestandteil einer gesunden und vitalen Ernährung sein. Sie sind für den Muskelaufbau notwendig, aber auch, um abzunehmen. Die langkettigen Aminosäuren bauen die Muskeln auf, verdauen das Essen, unterstützen den Stoffwechsel und regeln viele andere Körperfunktionen. Proteine sind aber nur dann sinnvoll, wenn sie von der natürlichsten Quelle kommen: den Pflanzen. Sie sollten roh sein, sonst verlieren sie ihre Wirkung. Zu viele Proteine machen aber schnell übergewichtig und belasten dazu noch die Organe.

Reisprotein aus bester Reiskleie hat noch eine weitere Besonderheit: Die Aminosäurezusammensetzung ähnelt zu 98 % der unserer Muttermilch!

Reisprotein sollte aus rohem, gekeimtem, braunem Vollkornreis hergestellt werden. Dann ist es hypoallergen, enthält alle essenziellen und nichtessenziellen Aminosäuren und schmeckt ausgewogen. Man bekommt es in verschiedenen Geschmacksrichtungen, z. B. Vanille, Schokolade und Natur.

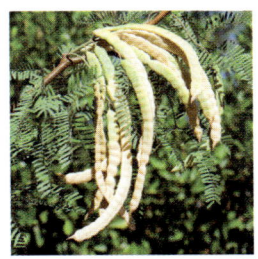

### Mesquite

Mesquite ist ein Super Food mit einem hohen Proteingehalt und einem sehr geringen Einfluss auf den Blutzuckerspiegel. Darüber hinaus ist es vollkommen glutenfrei.

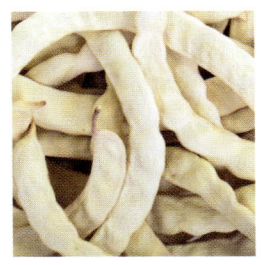

Das rohe Mesquitepulver wird aus den Hülsen und Saaten gewonnen. Diese werden bei niedriger Temperatur getrocknet und dann zermahlen. Mesquite ist ein wunderbares Süßungsmittel und kann raffinierten Zucker besonders gut ersetzen. Mesquite erinnert in seinem Geschmack und Geruch ein wenig an Karamell und Zimt. Einem Smoothie verleiht es eine cremige Konsistenz. Durch den karamelligen Geschmack lässt sich Mesquite hervorragend mit Vanille oder Kakao kombinieren. Doch auch in herzhafte Teiggerichte fügt sich sein Geschmack wunderbar ein.

Mesquite ist sehr nährend, reich an Eiweißen und Ballaststoffen und unterstützt die Ausbalancierung des Blutzuckerspiegels. Es enthält überdurchschnittlich viel Kalzium, Magnesium, Eisen, Zink und die essenzielle Aminosäure Lysin. Neben

den positiven Effekten auf den Körper soll Mesquite auch antidepressiv
wirken und das Hungergefühl recht
schnell stillen.

## Camu-Camu-Pulver

Dieses Super Food wird aus der Camu-
Camu-Beere hergestellt – diese wird
als die Vitamin-C-reichste Frucht der
Erde bezeichnet. Die nährstoffreiche
Camu-Camu-Beere zählt in der Roh-
kostwelt schon lange zu den Klassi-
kern. Sie enthält neben vielen Vitaminen und Mineralien wie Kalzium,
Thiamin (Vitamin B1), Niacin (Vita-

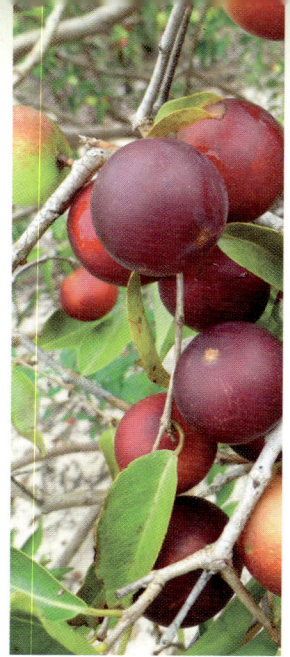

min B3), Riboflavin (Vitamin B2), Phosphor und Eisen auch viele Aminosäuren. Hier ist vor allem das Serin zu nennen, das
sich sehr positiv auf die mentale Kraft und das Nervensystem
auswirkt. Ein hoher Gehalt an Betacarotin ist nicht nur gut für
die Augen, sondern auch sehr vorteilhaft für alle anderen Sin-
nesfunktionen, und wirkt freien Radikalen entgegen. Dafür
sorgt zusätzlich ein hoher Gehalt von Bioflavonoiden.

Doch was die Camu-Camu-Beere am meisten auszeichnet, ist
ihr enormer Vitamin-C-Gehalt. Er ist 30 Mal so hoch wie der
von Orangen! Neben dem Vitamin-C-Reichtum sind auch andere Zahlen im Vergleich mit der Orange beindruckend: 10 Mal
mehr Eisen, 3 Mal mehr Niacin, doppelt so viel Riboflavin und
50 % mehr Phosphor. Camu-Camu-Beeren sind also auch ein
perfekter Immunstärker und bei Erkältungen und Vitamin-C-
Mangel sehr zu empfehlen. Die starke antioxidative Wirkung
dient der Vorbeugung aller Krebsarten, und auch die antibak-
teriellen und antiviralen Eigenschaften sind beeindruckend.

Aktuelle Studien amerikanischer Wissenschaftler zeigen, dass die tägliche Einnahme von 1 Gramm Camu-Camu-Pulver auf nüchternen Magen Depressionen, Angst und Stimmungsschwankungen entgegenwirkt. Dies geschieht durch die durch Camu-Camu-Beeren ausgelöste Serotoninproduktion. Sie stimulieren die Herzfunktion, den Blutkreislauf, die Atmung, das Wachstum gesunder roter und weißer Blutkörperchen, und sie senken den Blutdruck.

Camu-Camu-Beeren sind in ihrer natürlichen Form sehr sauer und können deswegen am besten in Getränken verarbeitet werden.

### Was benötige ich für die Zubereitung?

Für die meisten Rezepte, die ich Ihnen hier anbiete, benötigen Sie einen Blender. Vielleicht fragen Sie sich schon immer, ob der Handmixer aus dem Haushaltswarendiscounter auch ausreicht, um einen guten Smoothie zu machen. Ich möchte hier noch ein wenig Licht ins Dunkel bringen.

### Der Blender oder Mixer

Ein Blender wird vor allem dazu gebraucht, flüssige Zutaten zu mixen. Es gibt viele verschiedene Preisklassen. Schon ab 10 Euro sind sie zu haben, doch die Premiumausführungen kosten auch schon mal bis zu 1500 Euro.

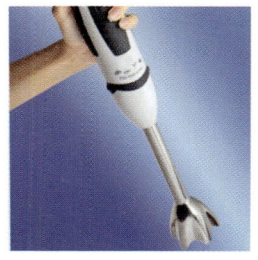

Ein Pürierstab oder Handblender ist vor allem gut, um Suppen zuzubereiten. Natürlich können in einem entsprechenden Gefäß damit auch kleinere Mengen Smoothie zubereitet werden, doch ich finde das eher unpraktisch.

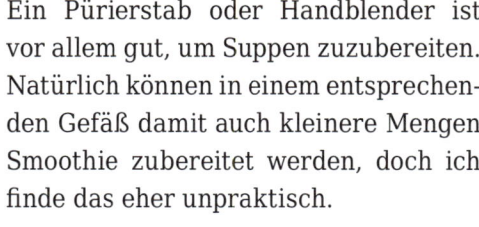

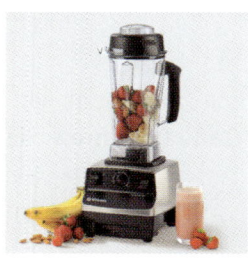

Ein Hochgeschwindigkeits-Blender, wie zum Beispiel der »Vitamix«, ist im Preis mittlerweile so gesunken, dass er sich eigentlich in der Mittelklasse positioniert, doch er ist durch seine hohe Qualität und sein Leistungsvermögen immer noch eines der besten Geräte für die Smoothie- und Raw-Food-Küche. Er hat einen starken 1500-Watt-Motor und kann dadurch auch harte Stücke Obst, Gemüse und selbst Nüsse oder Kerne zerkleinern.

Solch ein Hochgeschwindigkeitsblender sollte mindestens 20 000 Umdrehungen pro Minute schaffen, sodass die Zellwände der frischen und rohen Zutaten gut aufgebrochen werden. Je schneller der Blender dreht, desto cremiger wird der Inhalt. Meist wird die cremige Konsistenz durch Zutaten wie Bananen, Avocado oder Cashews erreicht, doch dies ist bei einem solchen Hochgeschwindigkeitsblender nicht mehr unbedingt notwendig. Bei den günstigen Varianten, die nicht so leistungsstark sind, werden Sie auch immer kleine Stückchen im Glas haben.

Der Blender ist also für den guten Smoothie, vor allem, wenn Sie damit auch dauerhaft ihren Nahrungsstil verändern wollen, nicht mehr wegzudenken. Für mich ist ein Smoothie sicherlich ein Ersatz für eine Mahlzeit – aber eben in flüssiger Form. Wenn Sie einen Liter Smoothie trinken, gerade, wenn Sie auch einige nährende Super Foods wie Moringa oder andere der oben beschriebenen Lebensmittel hinzufügen, gleicht das auch durch den hohen Nährstoffgehalt einer kompletten Mahlzeit. Und wenn Ihr Kopf das noch nicht als Mahlzeit akzeptiert, dann können Sie den Smoothie jederzeit noch etwas dicker machen, zum Beispiel durch Zugabe von Cashews, gebrochener Leinsaat oder Chia-Saat, und den Smoothie dann löffeln.

Doch kommen wir nun zum praktischen Teil. Probieren Sie doch jeden Tag eine neue Moringa-Variante aus, und lassen Sie sich von der meist auf Rohkost basierenden Zubereitungsweise verzaubern. Eines wird sicherlich geschehen: Sie werden sich schnell viel vitaler fühlen und schon bald ein Feedback von Ihren Zellen erhalten. Das Leuchten wird sich nicht nur auf Ihrem Teint abzeichnen, auch Ihre Augen werden mehr strahlen, und Sie werden viel mehr Vitalität, Glück und Zufriedenheit an Ihre Umgebung vermitteln.

## Moringa-Basics

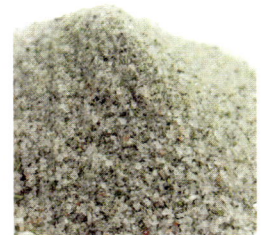

### Moringa-Salz
*Mischen Sie 3 Teile Himalayasalz mit 1 Teil Moringablatt-Pulver, und geben Sie es in ein schönes Glas. Auch ein ideales Geschenk!*

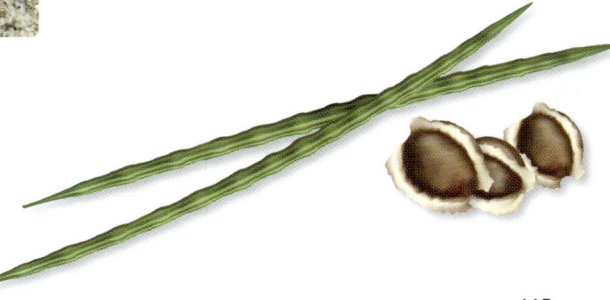

### Frischer Minze-Moringa-Tee

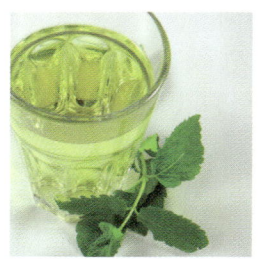

- 1 TL Moringa-Blattschnitt
- 2–3 Zweige frische Minze

*Füllen Sie einen Teebeutel mit grobem Moringa-Blattschnitt, legen Sie ihn zusammen mit der frischen Minze in ein Teeglas, übergießen Sie alles mit heißem Wasser, und lassen Sie den Tee 5–8 Minuten ziehen.*

Probieren Sie doch einfach aus, wozu Sie Moringa-Blattschnitt nach Ihrem Geschmack noch kombinieren wollen. Es schmeckt auch herrlich in einer Tasse Kräutertee, zu Jasmintee oder einer anderen grünen Teesorte. Oder einfach pur. Seien Sie kreativ!

### Leckeres Moringa-Basis-Salatdressing

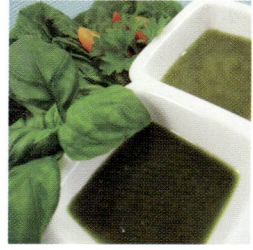

- 1 TL Moringablatt-Pulver
- 6 EL Olivenöl
- 2 EL Kräuteressig
- 1 Dattel
- Himayalasalz nach Belieben

*Mixen Sie alle Zutaten im Blender.*

### Moringa-Basilikum-Salatdressing

*Fügen Sie dem Basisrezept folgende Zutaten hinzu:*

- 1 Handvoll frische Basilikumblätter
- ½ Knoblauchzehe mit Haut

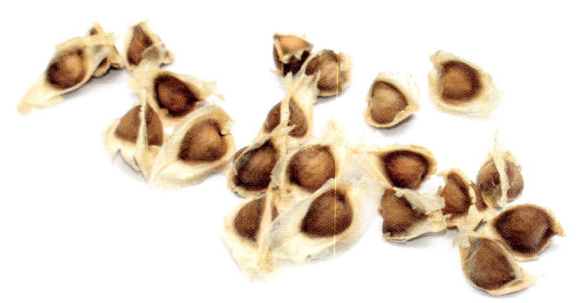

# Moringa zum Frühstück

### Moringa-Chia-Pudding

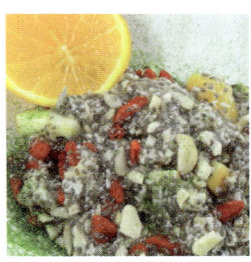

- 1 TL Moringablatt-Pulver
- 2 EL Chia-Samen (am Abend zuvor in 200 ml Wasser einweichen)
- ½ Apfel
- 1 Orange
- 1 Handvoll Cashews oder geschälte Haselnüsse
- 1 EL rohe Kakao-Nibs
- 1 EL Kokosflocken
- 1 EL Gojibeeren
- 1 EL Sonnenblumenkerne
- 5–10 Tropfen Stevia

*Mit diesem Rezept beginnen Sie den Tag mit einem sehr vitalisierenden und kraftgebenden Frühstück. Weichen Sie die Chia-Saat am Abend vorher in Wasser ein, und vermengen Sie am Morgen erst die Zutaten, und heben Sie dann das in kleine Stücke geschnittene Obst unter die Chia-Masse.*

### Hormon-Moringa-Frühstück

- 1 TL Moringablatt-Pulver
- 1 frische Mango (oder eine Auswahl an anderen Obstsorten, z. B. Trauben, Erdbeeren, Blaubeeren, Pfirsich, Kiwi, Apfel, Banane)
- 1 EL Cashews
- 1 EL Walnüsse oder andere Nüsse, z. B. Macadamia
- 1 EL getrocknete Physalis oder Maulbeeren
- 1 EL Aroniabeeren oder Gojibeeren
- 1 EL Kokosraspel
- 1 EL gepuffter Quinoa oder Hanfsaat
- 1 EL Avocadoöl

- 1 EL Leinsaatöl
- 1 EL Kürbiskernöl

*Schneiden Sie das Obst in kleine Stücke, zerstoßen Sie die Nüsse grob, und geben Sie dann den Moringa und die anderen Super Foods dazu. Zum Schluss gießen Sie das Öl darüber und vermengen alles mit dem Löffel.*

### Moringa-Brombeer-Chia-Marmelade

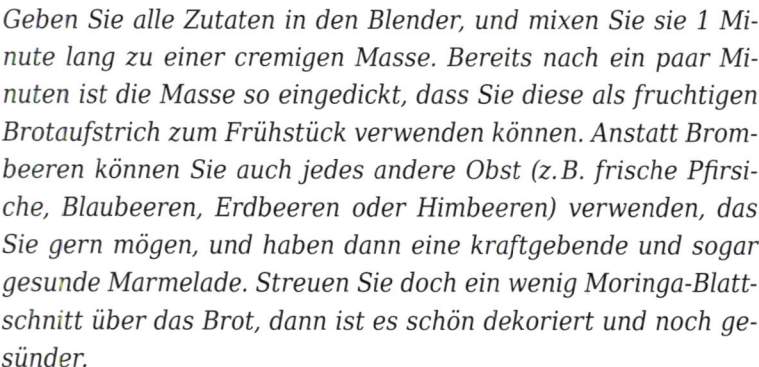

- 1 TL Moringablatt-Pulver
- 2 EL Chia-Saat
- 100 g Brombeeren (frisch oder tiefgekühlt)
- 10–15 Tropfen Stevia (je nachdem, wie süß Sie es mögen)
- 6 EL Quellwasser

*Geben Sie alle Zutaten in den Blender, und mixen Sie sie 1 Minute lang zu einer cremigen Masse. Bereits nach ein paar Minuten ist die Masse so eingedickt, dass Sie diese als fruchtigen Brotaufstrich zum Frühstück verwenden können. Anstatt Brombeeren können Sie auch jedes andere Obst (z. B. frische Pfirsiche, Blaubeeren, Erdbeeren oder Himbeeren) verwenden, das Sie gern mögen, und haben dann eine kraftgebende und sogar gesunde Marmelade. Streuen Sie doch ein wenig Moringa-Blattschnitt über das Brot, dann ist es schön dekoriert und noch gesünder.*

### Moringa-Karotten-Saft

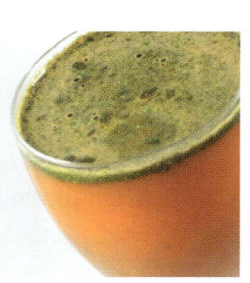

- ½ kg frische Karotten
- 1 TL Moringablatt-Pulver

*Machen Sie mit einem guten Entsafter einen frischen Karottensaft, und rühren Sie dann das Moringablatt-Pulver mit einem Löffel ein.*

# Moringa herzhaft

## Moringa-Chips

- 4 große Kartoffeln

*Gewürzöl zum Bestreichen:*

- 1 TL Moringablatt-Pulver
- 1 TL Knoblauchpulver
- 1 TL Schapzigerklee
- 1 TL »Scharfmacher«
- 1 TL Himalayasalz
- 5 EL hochwertiges Olivenöl oder Leinöl

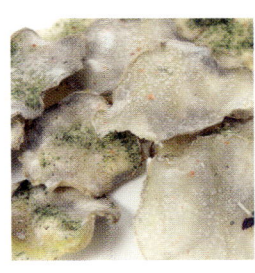

*Vermischen Sie alle Zutaten für das Gewürzöl. Hobeln Sie die Kartoffeln in ganz dünne Scheiben, bestreichen Sie sie mit dem Öl, und lassen Sie sie ca. 17 Stunden in einem Dörrautomaten bei 42 Grad Celsius trocknen. Die Chips schmecken fast so wie normale Industriechips.*

Das Ungesunde an der klassischen Variante ist das Frittieren in meist billigem Öl, das auf bis zu 120 oder 170 Grad erhitzt wird. Dadurch entsteht in stärkehaltigen Produkten Acrylamid. Dies ist ein Plastik, das krebserregend ist. Es verklebt den Darm und die Blutgefäße und ist also keineswegs zu empfehlen.

## Moringa-Pesto
## mit Zucchini-Spaghetti

*Pesto:*

- 1 TL Moringablatt-Pulver
- 2 EL Pinienkerne
- 1 große Handvoll frische Basilikum-blätter
- 6 EL Olivenöl
- ½ TL Himalayasalz
- ⅛ Knoblauchzehe mit Haut

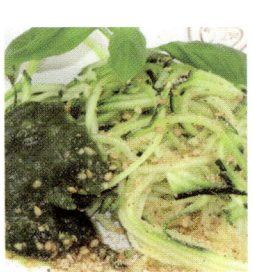

- Cherrytomaten und etwas Hanfsaat zur Dekoration
- 1 Zucchino

*Verarbeiten Sie alle Zutaten für das Pesto in einem Blender (hier eignet sich auch gut der kleine »Personal Blender«) zu einer cremigen Masse.*

*Machen Sie mit einem Gemüse-Slicer aus dem Zucchino spaghetti-ähnliche Julienne. Diese werden roh – oder wirklich nur ein paar Sekunden in kochendem Wasser blanchiert – auf einem Teller angerichtet, mit ein paar Cherrytomaten und Hanfsaat garniert. Das Moringa-Pesto darüber – fertig!*

## Grüne Moringa-Tomatensoße

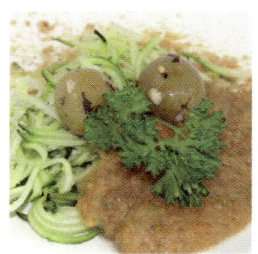

- 1 TL Moringablatt-Pulver
- 6–8 getrocknete Tomaten
- 3 frische Roma-Tomaten
- 1 rote Paprika
- ⅛ Knoblauchzehe
- ½ Salatgurke
- ½ TL Himalayasalz
- 1 Handvoll frische Basilikumblätter
- 1 mm dicke Scheibe Chilischote
- 1 Dattel
- 1 kleine Handvoll Petersilie
- 1 EL Olivenöl
- ½ Frühlingszwiebel
- ½ TL Paprikapulver, süß

*Verarbeiten Sie alle Zutaten für die Tomatensoße in einem Blender. Um diese als Dip z. B. mit Crackern zu essen, sollte die Soße etwas weniger lang im Mixer bleiben. Um sie z. B. mit Zucchini-Spaghetti oder normaler Pasta zu genießen, kann sie durchaus länger gemixt werden und feiner werden.*

### Moringa-Erdnuss-Dip

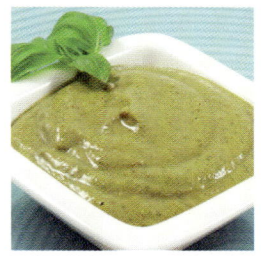

*Mit diesem Rezept für Erdnuss-Liebhaber bereiten Sie einen herrlichen Dip für Gemüse zu. Großartig schmeckt diese Soße auch zu Kelpnudeln oder als Dressing über den Salat.*

* 1 EL Moringablatt-Pulver
* 3 EL Erdnussbutter
* 6 EL Wasser oder Kokoswasser
* ½ Frühlingszwiebel (der grüne Teil)
* 1 TL Kokosöl
* 1 TL Tamari (oder Flüssigwürze)
* 1 TL Kräuteressig
* Himalayasalz und Chilipulver nach Belieben
* 2 große Basilikumblätter

*Geben Sie alle Zutaten in einen Blender, und pürieren Sie sie zu einer glatten Masse. Dieser Dip sollte immer frisch gegessen werden, da er mit der Zeit bitter werden kann.*


### Avocado-Moringa-Aufstrich

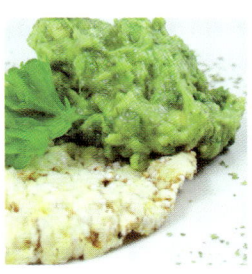

* 1 TL grober Moringa-Blattschnitt
* 1 reife Avocado
* Saft von ¼ Zitrone
* 1 Handvoll Schnittlauch, gehackt
* 1 Handvoll Petersilie, gehackt
* ½ TL Himalayasalz oder
  Moringa-Salz

*Zerdrücken Sie die Avocado mit einer Gabel fein, oder mixen Sie sie kurz zusammen mit dem Zitronensaft und etwas Wasser im Blender. Sonst fügen Sie diese anschließend zu. Rühren Sie danach die Kräuter und den groben Moringa-Blattschnitt unter, und schmecken Sie mit Salz ab.*

### Moringa-Käse

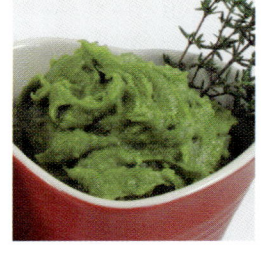

- 2 TL Moringablatt-Pulver
- 200 g Cashews
- 4 Frühlingszwiebeln
- ½ Knoblauchzehe mit Haut
- ½ TL Himalayasalz
- Saft von 1 Zitrone
- Saft von 1 Limette

*Die Zubereitung dieses frischkäseähnlichen Cashew-Aufstrichs ist ganz einfach. Alle Zutaten kommen in den Blender und werden 1 Minute lang gemixt. Fertig! Lecker als Brotaufstrich in Kombination mit etwas Rohkost oder mit frischer Avocado und Sprossen.*

### Abendsmoothie aus Moringa, Lauch und grünen Algen

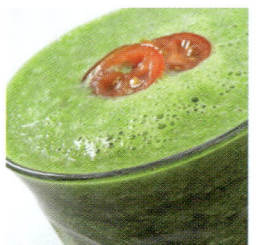

- 1 TL Moringablatt-Pulver
- ½ TL Chlorella oder Spirulina
- ¼ Knoblauchzehe mit Haut
- ca. 4 cm Lauch (der grüne Teil)
- 1 Handvoll frischer Blattspinat
- 1 Msp. Himalayasalz
- 1 TL Tamari
- 150 ml Wasser
- einige Tomatenscheiben für die Deko

*Geben Sie alle Zutaten in den Blender, und mixen Sie sie 1 Minute lang zu einem cremigen Smoothie. Die Tomatenscheiben geben einen schönen Kontrast auf dem dunkelgrünen Smoothie und machen diesen Drink auch für das Auge zu einem »echten« Abendessen.*

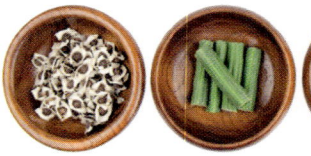
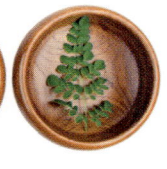

# Moringa-Leckereien

### Die »Moringa macht sexy«-Kugeln

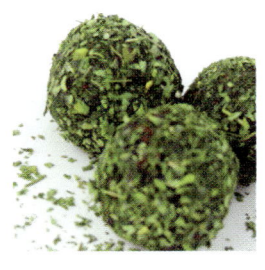

- 2 EL Kokosöl
- 2 EL Kokosraspel
- 20 Datteln
- 3 EL Kakao-Nibs
- 1–2 EL Quellwasser
- 1 EL Moringablatt-Pulver
- 2–3 EL grober Moringa-Blattschnitt (zum Wälzen)

*Vermengen Sie alle Zutaten in der Küchenmaschine zu einer groben klebrigen Masse. Formen Sie daraus kleine Kugeln, und wälzen Sie sie anschließend im Moringa-Blattschnitt.*

### Moringa-Goji-Schokolade

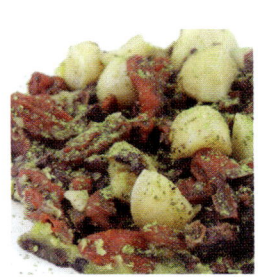

- 10 g Kakaobutter
- 3 EL Kokosöl
- 2 TL Moringablatt-Pulver
- 1 TL rohes Kakaopulver
- 8–10 Tropfen Stevia
- 1 Msp. rohes Vanillepulver
- 1 Msp. Himalayasalz
- 1 TL Zitronen- oder Orangenschale
- 2 EL rohe Kakao-Nibs
- 2 EL Macadamianüsse, grob gehackt
- 2 EL Gojibeeren

*Bringen Sie die Kakaobutter und das Kokosöl in einem Wasserbad zum Schmelzen. Vermengen Sie danach alle anderen Zutaten damit. Damit die Masse nun wieder etwas fester wird, stellen Sie sie für ein paar Minuten kühl. Streichen Sie die Masse anschließend auf ein Brett oder auf Backpapier aus. Streuen Sie zu guter Letzt noch ein wenig Moringablatt-Pulver darüber, und stellen Sie sie für 1 Stunde in den Kühlschrank, bis sie ganz fest ist.*

### Moringa-Orangen-Trüffel

- 1 TL Moringablatt-Pulver
- 1 Orange, geschält
- ½ Tasse Macadamianüsse oder Cashews
- ½ Tasse Kokosmehl
- 2 EL Zitronensaft
- 1 TL Zitronenschale
- 3 Datteln
- 1 EL Kokosöl
- 1 Handvoll Gojibeeren
- 3–4 EL Wasser

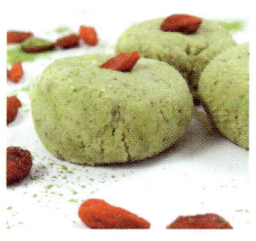

*Geben Sie zuerst die geschälte Orange, den Zitronensaft, die Datteln, das Wasser und das Kokosöl in den Blender, und mixen Sie diese Zutaten für 1 Minute cremig. Danach fügen Sie die restlichen Zutaten (außer die Gojibeeren) hinzu und mixen alles zu einem zähen Teig. Danach können Sie in den Teig noch eine Handvoll Gojibeeren einkneten und dann Kugeln formen, oder Sie verwenden die Gojibeeren nur als Dekoration. Drücken Sie dann die Kugeln etwas platt, und platzieren Sie eine oder mehrere der roten Beeren oben auf den Trüffeln.*

### Moringa-Kokosschmelz

- 1 EL Moringablatt-Pulver
- 1 EL Mandelpüree
- 1 EL Honig
- 1 TL Mesquite-Pulver
- 1 Msp. rohes Vanillepulver
- 4 EL Kokosöl
- Pekannüsse für die Dekoration

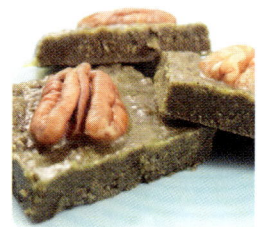

*Vermengen Sie das Mandelpüree mithilfe einer Gabel oder in der Küchenmaschine mit Schneideinsatz mit dem Honig und dem Moringa. Arbeiten Sie das Mesquite-Pulver und das Vanillepulver ein. Lassen Sie dann das Kokosöl im Wasserbad flüssig werden, und gießen Sie es unter Rühren dazu. Streichen Sie die*

Masse auf ein mit Klarsichtfolie belegtes Holzbrett. Dann drücken Sie noch für jedes Stück, das Sie später schneiden werden, eine Pekannuss in die Masse, und stellen dann den Moringa-Kokosschmelz im Kühlschrank kalt, bis er fest geworden ist. Er schmeckt wie eine leckere grüne Pralinémasse – und ist eine wunderbare Alternative zu Schokolade.

### Haselnuss-Moringa-Eis

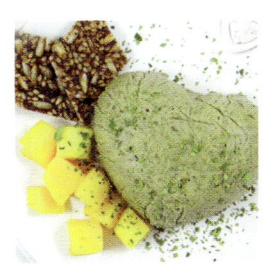

- 100 g Haselnüsse (über Nacht in Wasser einweichen)
- 250 ml Quellwasser oder Reisdrink
- 3 EL Kokosblütensüße
- 1 EL Vanillepulver
- 1 EL Chia-Saat
- 1 EL Mandelmus
- 1 EL Moringablatt-Pulver

Vermengen Sie alle Zutaten in einem Hochleistungsmixer zu einer zähen Masse. Danach können Sie die Masse in schöne Förmchen füllen, die Sie vorher am besten mit etwas Folie auslegen, sodass sich das Eis später gut auslösen lässt. Natürlich kann es auch direkt aus der Form gelöffelt werden. Nach ein paar Stunden im Gefrierschrank lassen Sie es noch eine gewisse Zeit im Kühlschrank antauen, und genießen Sie es als »Halbgefrorenes«.

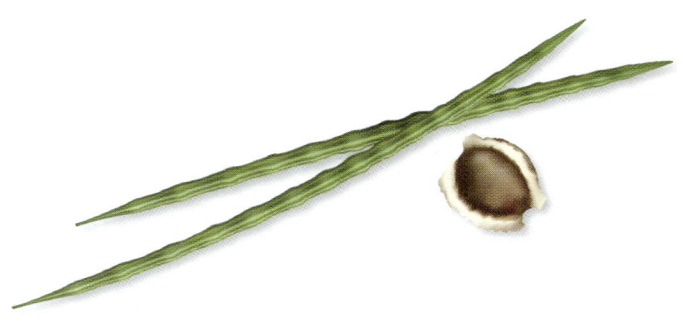

### Moringa-Knusper

*Das Moringa-Knusper schmeckt ganz wunderbar zu Eis, aber auch als Snack für zwischendurch ist es superlecker und leicht.*

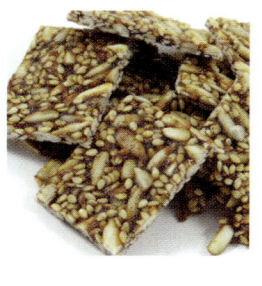

- 150 g getrocknete Aprikosen (über nacht im Quellwasser einweichen)
- 150 ml Quellwasser
- 1 TL rohes Vanillepulver
- 1 TL Moringablatt-Pulver
- 2 Tassen Sonnenblumenkerne (2 Stunden in Wasser einweichen)
- 50 g Sesam

*Verarbeiten Sie die Aprikosen mit dem Wasser im Hochleistungsmixer mit Vanille und Moringa zu einer cremigen Masse. Vermengen Sie sie mit Sonnenblumenkernen und Sesam, und streichen Sie die Masse auf einer Antihaftmatte dünn aus. Trocknen Sie das Moringa-Knusper so lange im Dörrautomaten, bis es knusprig ist. Eventuell muss es nach ein paar Stunden kurz gewendet werden, damit es von beiden Seiten knusprig wird.*

### Annikas Moringa-Schoko-Aufstrich

- 1 EL Moringablatt-Pulver
- 2 EL Mandelmus
- ½ Tasse Haselnüsse
- 3 EL Kokosöl
- 6 EL Wasser
- 15 Tropfen Stevia
- 4 EL rohes Kakaopulver

*Wenn Sie ganze Haselnüsse verwenden, dann geben Sie diese zuerst in den Hochleistungsblender, und malen Sie diese fein. Alternativ können Sie natürlich auch gemahlene Haselnüsse verwenden. Geben Sie dann die restlichen Zutaten in den Blender, und mixen Sie alles zu einer zähen Masse. Geben Sie noch Flüssigkeit hinzu, je nachdem, welche Konsistenz Sie mögen.*

# Herrliche *Moringa*-Smoothies

### Moringa-Grünkohl-Smoothie

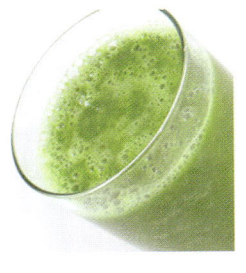

- 1 TL Moringablatt-Pulver
- 1 Handvoll Grünkohl
- 1 Handvoll grüne Trauben
- 2 EL Açaí-Beeren (oder 1 TL Açaí-Pulver)
- 1 Handvoll Blaubeeren
- 150 ml Wasser

*Alle Zutaten kommen in den Blender und werden 1 Minute lang zu einem cremigen Smoothie gemixt.*

### Moringa-Sprossen-Smoothie

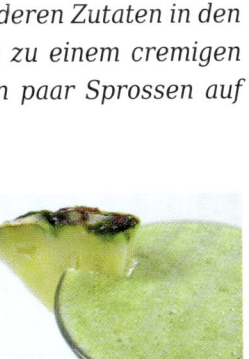

- 1 TL Moringablatt-Pulver
- 1 Apfel
- 1 Orange
- 1 Stück Ingwer
- 1 kleine Handvoll Sprossen
- 2 Datteln
- 200 ml Quellwasser

*Geben Sie erst das Wasser und dann alle anderen Zutaten in den Blender. Mixen Sie alles ca. 1 Minute lang zu einem cremigen Smoothie. Zur Dekoration können noch ein paar Sprossen auf den Smoothie gelegt werden.*

### Moringa colada

- 1 TL Moringablatt-Pulver
- 1 dicke Scheibe frische Ananas (ca. 3 cm)
- 75 ml Kokosmilch
- 150 ml Kokos-Reis-Drink
- 1 Prise Himalayasalz

*Alle Zutaten kommen in den Blender und werden 1 Minute lang zu einem cremigen Smoothie gemixt.*

### Hormonbalancierender Moringa-Tee-Bananen-Smoothie

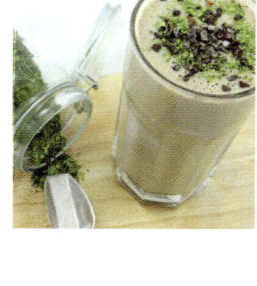

- 250 ml Moringa-Tee
- 1 Banane
- 1 TL Lucuma-Pulver
- 2 TL Maca-Pulver
- 1 TL rohes Vanillepulver
- 3 Datteln
- 1 Handvoll rohe Cashews
- 1 Msp. Himalayasalz

*Gießen Sie zuerst den Tee auf (am besten ein paar Stunden vorher), und lassen Sie ihn für 10–15 Minuten gut durchziehen. Danach lassen Sie den Tee abkühlen und verarbeiten ihn mit allen anderen Zutaten im Blender zu einem cremigen Smoothie.*

### Moringa-Vitamin-C-Bombe

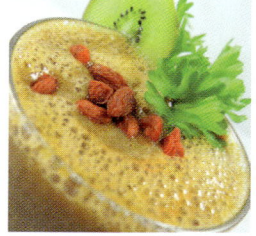

- 1 TL Moringablatt-Pulver
- ½ TL Camu-Camu-Pulver
- 1 Handvoll Gojibeeren
- ½ rote süße Paprika
- 1 Kiwi
- 1 ganze Orange
- 1 Handvoll frische Petersilie
- 3 Datteln
- 150 ml Wasser

*Alle Zutaten kommen in den Blender und werden 1 Minute lang zu einem cremigen Smoothie gemixt. Einen herrlich anzusehenden Drink kreieren Sie mit einer Deko aus einer Kiwischeibe, etwas Petersilie und Gojibeeren.*

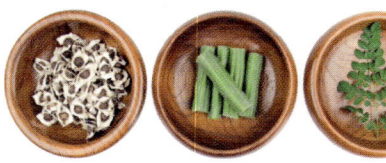

## Kalzium-Booster

- 1 TL Moringablatt-Pulver
- 2 reife Birnen
- 2 Handvoll frische Brennnesselblätter von den beiden oberen Blattständen
- 1 EL Gojibeeren
- 150 ml Quellwasser

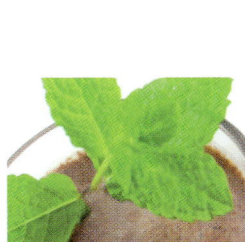

*Alle Zutaten außer den Gojibeeren kommen in den Blender und werden 1 Minute lang zu einem cremigen Smoothie gemixt. Gießen Sie den Smoothie ins Glas, und dekorieren Sie ihn mit den Gojibeeren.*

## Himbeerchoc meets Moringa

- 1 TL Moringablatt-Pulver
- 250 ml Mandelmilch
- 1 EL Kokosflocken
- 1 TL Reisprotein-Pulver Schoko oder Vanille
- 1 Msp. rohes Vanillepulver
- 1 EL rohe Kakao-Nibs
- 2 Datteln
- 2 Handvoll gefrorene Himbeeren

*Alle Zutaten kommen in den Blender und werden 1 Minute lang zu einem cremigen Smoothie gemixt.*

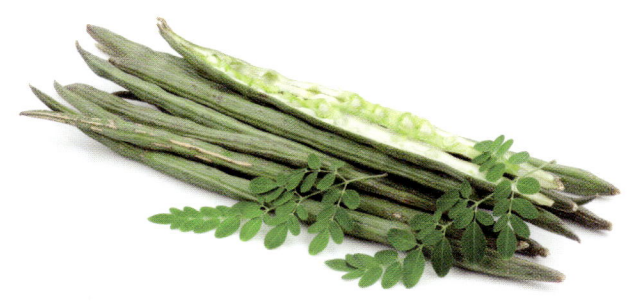

### Moringa-Sanddorn-Smoothie

- 1 TL Moringablatt-Pulver
- 1 TL Distelöl
- 2 ganze Orangen
- 100 ml Sanddornsaft

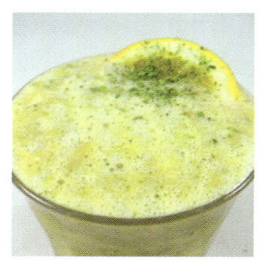

*Alle Zutaten kommen in den Blender und werden 1 Minute lang zu einem cremigen Smoothie gemixt.*

### Moringa-Vanilla-Latte

- 1 Glas Sojadrink

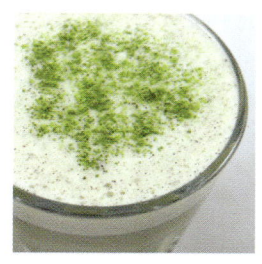

*(Achten Sie beim Sojadrink auf die Qualität und die Herkunft, alternativ schmeckt dieser Drink auch mit Haselnuss-, Mandel- oder Reisdrink äußerst lecker!)*

- 1 TL Moringablatt-Pulver
- 2 TL Kokosblütensüße
- 2 Msp. rohes Vanillepulver

*Verarbeiten Sie alle Zutaten im Mixer zu einem schäumenden Drink, und dekorieren Sie ihn mit ein wenig Moringablatt-Pulver. Der Sojadrink kann warm oder kalt genossen werden.*

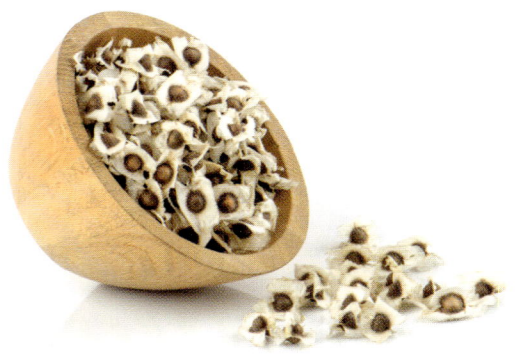

### Moringa-Lebkuchen-Smoothie

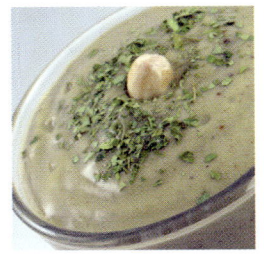

- 1 Banane
- 1 Birne
- 3 getrocknete Pflaumen
- 200 ml Haselnussdrink
- ½ TL Lebkuchengewürz
- 2 TL gemahlene Haselnüsse oder Mandeln
- 2 TL Moringablatt-Pulver

*Alle Zutaten kommen in den Blender und werden 1 Minute lang zu einem cremigen Smoothie gemixt. Für die Dekoration können Sie eine Haselnuss auf den Drink geben und ein wenig groben Moringa-Blattschnitt darüberstreuen.*

### Moringa-Protein-Shake deluxe

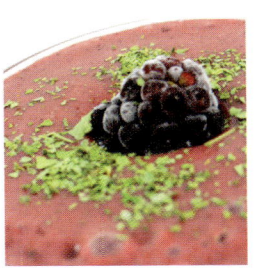

- 1 TL Moringablatt-Pulver
- 1 Banane
- 1 Handvoll Brombeeren (frisch oder gefroren)
- 1 EL Vanille-Reis-Protein-Pulver
- 1 EL rohe Kakao-Nibs
- ½ TL rohes Vanillepulver
- 200 ml Haferdrink oder Mandeldrink

*Ein perfekter Drink nach dem Sport. Alle Zutaten, bis auf die Kakao-Nibs, kommen in den Blender und werden 1 Minute lang zu einem cremigen Smoothie gemixt. Mixen Sie danach die Kakao-Nibs noch für ein paar Sekunden mit. Diese bleiben dann etwas grober und geben dem Drink eine crunchy Note.*

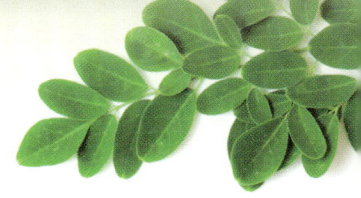

# Über den Autor

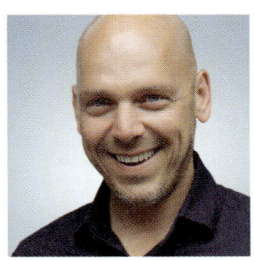

Früh begann Thorsten Weiss, sich intensiv die Frage nach dem Sinn des Lebens zu stellen. Nach zahlreichen Ausbildungen in verschiedenen alternativen Heilmethoden im spirituellen Bereich ist Thorsten Weiss heute Coach für Neue Bewusstheit, Meditation und Selbstheilung. Durch die Aktivierung der Selbstheilungskräfte konnte er bereits viele Menschen dabei unterstützen, ihren Körper gesunden zu lassen. Seine Spezialgebiete sind die Heilarbeit bei chronischen Krankheiten und Krebs, die Reduzierung von Körpergewicht und die Unterstützung dabei, Nichtraucher zu werden. Regelmäßig bietet er Seminare, Meditationen und Erlebnisabende an. Mit seiner Arbeit zeigt er Menschen, wie sie wieder in ihre volle Kraft zurückfinden können. Aus der Sicht der Vollkommenheit lehrt er, die eigene Kraft so zu fokussieren, dass die Rückkehr in die eigene Wahrheit einfach zu entdecken ist. Er ist erfolgreicher Autor zahlreicher CDs und Bücher und inspirierender Seminarleiter.

*Weitere Informationen unter: www.behealed.de*

# Bildnachweis

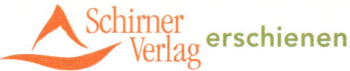
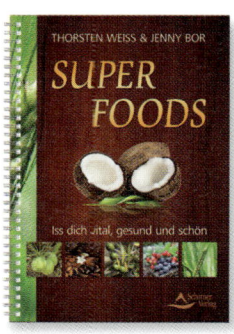
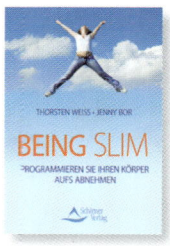
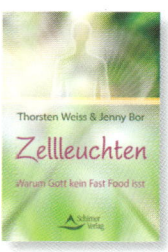